Superar arteria coronaria Enfermedad

Una guía completa sobre cómo controlar y revertir los efectos para prevenir la insuficiencia cardíaca

Dr Harmony Bridge

© **2023 por Dr Harmony Bridge**

Reservados todos los derechos. Ninguna parte de este libro puede reproducirse ni transmitirse de ninguna forma ni por ningún medio, electrónico o mecánico, incluidas fotocopias, grabaciones o cualquier sistema de almacenamiento y recuperación de información, sin el permiso escrito del autor, excepto para la inclusión de citas breves. en una revisión crítica.

Descargo de responsabilidad

La información contenida en este libro está destinada únicamente a fines educativos generales y no debe interpretarse como consejo médico. No sustituye la atención médica profesional. Consulte con su proveedor de atención médica antes de comenzar cualquier nuevo programa de ejercicios o realizar cambios en su dieta o régimen de medicamentos.

Bienvenido a "Superar la enfermedad de las arterias coronarias". Como autor, mi misión es brindarle conocimientos prácticos y estrategias respaldadas por la ciencia para recuperar la salud del corazón. Basándose en una combinación de experiencia médica e historias de la vida real, este libro es su guía para un estilo de vida saludable para el corazón. Juntos, emprendamos un viaje hacia la vitalidad, la comprensión y la reversión de la enfermedad de las arterias coronarias. Deseándote un corazón lleno de bienestar.

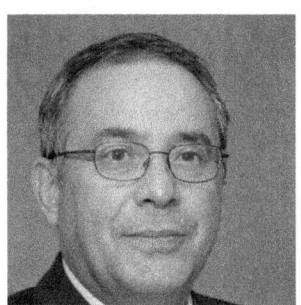

Contenido

Introducción 7

Capítulo uno 13

Comprender la enfermedad de las arterias coronarias 13

    ¿Qué es la enfermedad de las arterias coronarias y cómo se desarrolla? 13

    Factores de riesgo y causas 17

    Síntomas y diagnóstico 21

    Tratamientos convencionales y por qué no son suficientes 25

Capítulo dos 31

El papel de la nutrición 31

    Dietas antiinflamatorias para reducir la placa 31

    Alimentos y suplementos para la salud arterial 35

    Controlar el colesterol a través de la dieta 39

    Dietas cetogénicas para la salud del corazón 43

Capítulo tres   **49**

Ejercicio y actividad   **49**

     Iniciar un programa de ejercicios con una enfermedad cardíaca   49

     Los mejores ejercicios para mejorar la salud del corazón   53

     Mejorar la aptitud cardiovascular   57

     Actividad en el estilo de vida para obtener resultados a largo plazo   59

Capítulo cuatro   **63**

Estrés y salud mental   **63**

     Cómo el estrés afecta las enfermedades cardíacas   63

     Mindfulness, Meditación y Respiración   66

     Cambiar los patrones de emociones negativas   69

     Conexiones sociales saludables para el corazón   73

Capítulo Cinco   **79**

Mejorar los factores de riesgo   **79**

     Dejar de fumar para revertir el daño   79

Controlar la presión arterial alta 83

Llevar el azúcar en sangre a un rango saludable 87

Reducir la inflamción elevada 92

Capítulo Seis 97
Terapias médicas emergentes 97

Nuevos medicamentos dirigidos a la placa 97

Controversias sobre la terapia de quelación 101

Terapias de crecimiento y células madre 105

Tratamiento de la enfermedad periodontal para la salud de las arterias 108

Capítulo Siete 113
Angioplastia, Stents y Cirugía 113

¿Quién necesita angioplastia o cirugía de bypass? 113

Preparación para angioplastia y procedimientos de stent 117

Recuperarse después de la cirugía 121

Atención continua para obtener mejores resultados 125

Capítulo Ocho   **129**

Reversión de enfermedades cardíacas mediante un enfoque integrador   **129**

    Creando una estrategia personalizada para usted   129

    Implementar cambios en el estilo de vida   133

    Trabajar con su equipo médico   137

    Comprometerse al éxito a largo plazo   141

Bono exclusivo   **147**

    Programa integral de ejercicios en casa para la salud del corazón   147

    20 recetas saludables para el corazón ricas en nutrientes   157

Introducción

¿Sabías que más del 50% de los que sufren un ataque cardíaco tienen niveles normales de colesterol? James ciertamente no lo hizo cuando, con solo 42 años, su arteria "hacedora de viudas" se contrajo abruptamente durante una presentación de ventas. Al igual que casi 600.000 estadounidenses el año pasado, el asesino número uno casi secuestra a mi amigo décadas antes de tiempo a pesar de haber hecho constantemente todo lo "correcto" para evitarlo.

Corriendo hacia el hospital orando con las sirenas a todo volumen, el personal clínico liberó valientemente el vaso obstruido de Jamie justo a tiempo, pero ¿qué pasa con el proceso de la enfermedad subyacente que aún avanza silenciosamente? Los medicamentos controlan los riesgos, pero ni el bisturí ni el stent por sí solos impiden de forma duradera que el cuerpo ataque sus arterias desde el interior sin tratar también los factores fundamentales del estilo de vida. A James le preocupa que sus hijos pequeños sufran la falta de padre y estén atormentados por la vulnerabilidad fundamental de la condición humana. Tiene que haber mejores remedios que problemas ligeramente retrasados.

Sabes, después de apenas resucitar a James durante las rotaciones de residencia hace mucho tiempo, las preguntas me acosaron durante años. ¿Cómo podría alguien tan sano caer de peligros ocultos que surgieran repentinamente? Décadas de práctica cardíaca, trágicamente vi a varios pacientes animados agredidos de la misma manera sorprendente a pesar de los estándares de tratamiento "avanzados". Al igual que los incendios forestales, las crisis cardíacas encontraron suficiente combustible para arder intensamente a pesar de los mayores esfuerzos preventivos de todos. ¿Qué no estábamos viendo?

Mi investigación encontró hechos ocultos sorprendentes sobre las raíces del estilo de vida que producen dolencias "aleatorias" prevalentes. Los médicos visionarios afirmaron que los alimentos y el medio ambiente gobernaban la biología con más fuerza que la genética. Las enfermedades crónicas con frecuencia surgieron gradualmente durante años, incluso décadas, hasta que catástrofes catastróficas como el ataque cardíaco de James enviaron a personas asustadas a los hospitales para realizar rescates sintomáticos, demasiado tarde para reparar el daño masivo ya causado. Sin embargo, pocos se preguntaron por qué enfoques más sólidos no podían atacar antes los problemas de raíz.

La esperanza superó la desesperación cuando numerosos documentos de casos revelaron que ciertos programas clínicos pioneros que utilizaban nutrición, manejo del estrés y actividades diseñadas adecuadamente podían disminuir los depósitos de placa en las arterias cuando nada más funcionaba anteriormente. ¡De repente se hizo posible revertir la enfermedad! Mientras James se recuperaba físicamente, sus heridas se pudrieron y se cuestionaba si su estilo de vida aún corría el riesgo de tener un corazón repentinamente vulnerable a pesar de las impecables estadísticas de los exámenes convencionales. Necesitábamos urgentemente una guía más dedicada a través de los túneles opacos de modificaciones necesarias en el estilo de vida, vagamente familiares pero nunca logradas por pacientes ocupados que dudaban por sí solos contra el implacable sabotaje ambiental. 5

Ese llamado produjo mi programa de Cardiología Integrativa que incorpora entrenamiento de estilo de vida basado en evidencia, diagnósticos sofisticados y aliento heroico para desviar efectivamente a múltiples pacientes de sus destinos de deterioro aparentemente inevitables. Después de perfeccionar las metodologías y capacitar a otros médicos para replicar los procesos, hoy nuestros datos de resultados demuestran con confianza que la implementación de un tratamiento de estilo de vida multimodal de alto compromiso a menudo revierte con éxito la enfermedad de las arterias coronarias de manera segura, evitando más medicamentos o complicaciones quirúrgicas si se guía adecuadamente. La medicina que falta se equipara con la resiliencia humana cuando se activa adecuadamente.

Antes sólo sobrevivían al declive final con una resignación pragmática, ahora los pacientes sobreviven regularmente durante décadas revirtiendo suposiciones y pronósticos abordando causas fundamentales. James se convirtió en el primero de muchos en probar el método y hoy asesora a grandes instituciones financieras sobre iniciativas progresivas de bienestar de los empleados. Antes sólo soportaban un eventual declive con resignación pragmática, ahora los pacientes vigorosos prosperan superando ideas preconcebidas sobre la enfermedad cuando se les estimula adecuadamente. Las respuestas más simples permanecen ocultas a plena vista. Diseñé este manual para empoderarte y activar tu resiliencia interna contra adversidades aparentemente imposibles. La reversión de la enfermedad depende de sus decisiones.

Capítulo uno

Comprender la enfermedad de las arterias coronarias

¿Qué es la enfermedad de las arterias coronarias y cómo se desarrolla?

La enfermedad de las arterias coronarias (EAC) es un estrechamiento o bloqueo de las arterias y venas que proporcionan oxígeno y sangre rica en nutrientes al músculo cardíaco. Se desarrolla cuando con el tiempo se acumulan placas ricas en colesterol, inflamación, calcificación y tejido cicatricial dentro de las arterias coronarias, en un proceso conocido como aterosclerosis.

A medida que las placas se expanden e inflaman las paredes arteriales, pueden romperse y crear coágulos de sangre que impiden por completo el flujo sanguíneo. Esta pérdida de suministro de sangre crítico provoca angina grave, dificultad para respirar y otros síntomas preocupantes. Con el tiempo, al carecer de oxígeno y nutrientes, partes de las células del músculo cardíaco pueden dañarse o morir: esto es lo que desencadena un ataque cardíaco.

La aterosclerosis se desarrolla a lo largo de décadas y está impulsada por una combinación de factores genéticos, de estilo de vida, ambientales y de salud. Los niveles altos de colesterol LDL "malo", el daño oxidativo, los triglicéridos elevados, la inflamación crónica, los niveles altos de azúcar en la sangre, la hipertensión, el tabaquismo, la obesidad y la inactividad alimentan el proceso de desarrollo de la placa.

Inicialmente, los glóbulos blancos quedan atrapados en desgarros microscópicos en el revestimiento interno de la arteria mientras las lipoproteínas intentan permear la membrana epitelial. Esto induce que las células inflamatorias se congreguen en el lugar mientras que las partículas de LDL se oxidan y quedan atrapadas en el revestimiento. Para protegerse, el cuerpo envía glóbulos blancos especializados llamados macrófagos para absorber las LDL oxidadas, que se transforman en células espumosas llenas de depósitos grasos.

Las células musculares también migran a la región, se multiplican y generan tejido cicatricial que une aún más los componentes de la placa como calcio, cristales de colesterol y restos celulares. A lo largo de años y décadas, los ciclos continuos de daño y respuesta curativa hacen que se desarrollen placas, endurezcan las paredes de los vasos sanguíneos, disminuyan el diámetro interno de las arterias, hagan áspero el revestimiento y obstaculicen la función flexible normal.

A medida que las reformas se intensifican, las células musculares de las placas pueden morir produciendo inestabilidad. La cubierta fibrosa protectora se erosiona y la placa se rompe o se abre. Cuando los desechos quedan expuestos al torrente sanguíneo, desencadenan factores de coagulación que crean un trombo (coágulo de sangre) en el sitio dañado. Si esto detiene totalmente la arteria, precipita un evento coronario agudo como un ataque cardíaco.

Las arterias coronarias más comúnmente afectadas incluyen la arteria descendente anterior izquierda (LAD), la arteria circunfleja y la arteria coronaria derecha. Con el tiempo, la acumulación limita gravemente el flujo sanguíneo a través de estas venas esenciales. Sin suficiente oxígeno y nutrientes, la sección del músculo cardíaco alimentada por la arteria comienza a fallar en su funcionamiento y a sufrir daños.

Factores de riesgo y causas

El desarrollo de la enfermedad de las arterias coronarias se origina a partir de una combinación de factores de riesgo cardiovascular fijos y cambiantes. Los antecedentes familiares de enfermedades cardíacas tempranas y la edad avanzada, así como el sexo masculino, son riesgos inmutables. Sin embargo, el colesterol alto, la hipertensión, la diabetes, el tabaquismo, la obesidad, la mala alimentación, la inactividad física y el estrés crónico son factores controlables importantes. Cuantos más factores de riesgo tenga uno, y cuanto más tiempo permanezcan sin controlar, aumenta directamente la probabilidad de adquirir placa aterosclerótica, daño a los vasos sanguíneos y eventos coronarios.

El colesterol LDL alto tiene la mayor asociación con el proceso aterosclerótico y eventos cardiovasculares de cualquier componente. Cuando aumentan, las partículas de lipoproteínas ricas en colesterol en el torrente sanguíneo penetran las paredes de las arterias coronarias, causan inflamación y se acumulan en forma de placa durante años y décadas. Sin embargo, hasta el 50% de los ataques cardíacos ocurren con niveles normales de colesterol, lo que implica que otros factores aumentan, como la inflamación crónica.

De hecho, la aterosclerosis se considera cada vez más una afección inflamatoria más que un problema básico de plomería. El daño oxidativo y las cantidades elevadas de citocinas inflamatorias sustentan cada fase de la formación de la placa coronaria. La hipertensión también provoca fuerzas de corte que dañan los tejidos vasculares sensibles. Los niveles altos de azúcar en sangre y la resistencia a la insulina mejoran la glicosilación, la inflamación y la generación de radicales libres.

El tabaquismo sigue siendo la causa más evitable de ataques cardíacos y muerte cardiovascular. El humo del tabaco estimula específicamente las plaquetas, altera la función endotelial y aumenta la aterogénesis. Los fumadores tienen un riesgo de ataque cardíaco de 2 a 4 veces mayor incluso a edades más tempranas con pocos otros factores. La obesidad y la diabetes duplican el riesgo coronario en gran parte debido a la amplificación de anomalías inflamatorias, lípidas y de azúcar en la sangre nocivas.

Los estilos de vida sedentarios también cuadriplican la incidencia de formación de placa y de incidentes cardíacos en comparación con una actividad moderada constante. Según conjuntos de datos epidemiológicos masivos, la inactividad física es tan peligrosa para la salud del corazón como fumar, el colesterol alto o la hipertensión. Más allá del ejercicio programado, permanecer sentado durante mucho tiempo y realizar poca actividad diaria disminuye los lípidos en sangre y el rendimiento metabólico.

El estrés crónico incluye preocupación, tristeza, aislamiento social, tensión laboral y angustia financiera que promueve picos en las hormonas del estrés y la inflamación vascular con riesgo cardíaco. La activación crónica del sistema nervioso simpático y del eje hipotálamo-hipófisis estimula la oxidación sistémica, la hipercoagulación, la hipertensión y los trastornos metabólicos.

En esencia, la aterosclerosis coronaria surge debido a la irritación crónica y al debilitamiento inflamatorio del frágil revestimiento endotelial de las arterias coronarias. Si bien la acumulación de placa lleva décadas, una vez desestabilizada, incita a la agregación plaquetaria, la formación de trombos, la obstrucción de las arterias y la pérdida posterior del músculo cardíaco, lo que conduce a un infarto de miocardio grave.

Síntomas y diagnóstico

En las primeras etapas, la enfermedad de las arterias coronarias puede no causar síntomas evidentes debido a la capacidad del corazón para adaptarse a la disminución del suministro de sangre a través de canales colaterales microscópicos. Sin embargo, algunas personas inicialmente refieren dispepsia inespecífica o cansancio con el esfuerzo. A medida que las obstrucciones aumentan con el tiempo, surgen indicaciones reconocibles que exigen una evaluación clínica.

La angina clásica se presenta como dolor en el pecho, opresión, pesadez o opresión provocada por el esfuerzo o el estrés mental y que se alivia con el reposo. Refleja una isquemia momentánea, ya que las arterias restringidas no pueden proporcionar suficiente sangre rica en oxígeno para soportar un bombeo agresivo. La angina menos típica aparece como malestar aislado en la mandíbula, el cuello, el hombro o el brazo en lugar de un dolor torácico franco. La dificultad para respirar, la sudoración y las náuseas son otras indicaciones de isquemia.

El dolor de isquemia representa un desajuste entre la oferta y la demanda: las células del músculo cardíaco solicitan más oxígeno y nutrientes durante las demandas de máxima eficiencia. Sin embargo, las señales de alerta pueden incluir malestar torácico espontáneo y prolongado en reposo, que indica un desarrollo inestable del infarto. Otras indicaciones de riesgo son sensaciones similares a las de la gripe de aparición repentina, dolor referido en la mandíbula o el brazo o dificultad para respirar marcada.

Las técnicas de detección de rutina incluyen pruebas de esfuerzo, tomografías computarizadas para medir el calcio y ecografías carotídeas para ayudar a estimar la gravedad de la enfermedad aterosclerótica en personas asintomáticas antes de que se desarrollen eventos agudos. Están indicados para hombres de alto riesgo mayores de 40 años y mujeres mayores de 50 años según los factores de riesgo. La aparición de cualquier signo o síntoma de isquemia descrito anteriormente requiere una evaluación diagnóstica adicional.

La base para confirmar la obstrucción de las arterias coronarias es la angiografía coronaria. A través de un catéter estrecho colocado en el sistema vascular, comúnmente en la ingle o la muñeca, se administra un tinte de radiocontraste en las arterias coronarias. Luego, las imágenes fluoroscópicas de rayos X delinean los estrechamientos en tiempo real. Las tomografías computarizadas no invasivas también visualizan la calcificación, mientras que las tomografías por emisión de positrones cardíacas monitorean la función metabólica.

A veces, el diagnóstico se determina firmemente cuando un paciente sufre un ataque cardíaco inequívoco: las alteraciones del ECG y los análisis de sangre revelan la muerte de las células del músculo cardíaco (infarto), comúnmente debido a una obstrucción repentina y completa de la arteria coronaria por un coágulo inestable. La supervivencia depende de la rápida restauración del flujo sanguíneo mediante tratamientos para disolver coágulos, catéteres o quirúrgicos.

En resumen, si bien la evaluación de la enfermedad coronaria ha mejorado considerablemente, con demasiada frecuencia la primera presentación sigue siendo un ataque cardíaco catastrófico agudo o un paro cardíaco repentino. La detección temprana de personas de alto riesgo pero asintomáticas ofrece descubrimientos en etapas más controlables, pero se descuida enormemente, lo que lleva a las personas a subestimar el peligro hasta que es clínicamente evidente. Ampliar el acceso y los incentivos para la evaluación preventiva es crucial para revertir la carga epidémica de discapacidad y muerte asociada con esta enfermedad generalizada.

Tratamientos convencionales y por qué no son suficientes

El tratamiento médico convencional actual para la enfermedad de las arterias coronarias es extremadamente complicado y comprende un notable ajuste de los factores de riesgo, regímenes farmacológicos personalizados, métodos de revascularización mínimamente invasivos, cirugía de bypass y equipos de médicos expertos en enfermedades cardiovasculares. ¿Por qué todavía podría quedarse corto?

Las soluciones farmacéuticas pueden aliviar los síntomas de isquemia, proteger y estabilizar las placas susceptibles y reducir marginalmente la mortalidad, pero no reparan de forma duradera los bloqueos ateroscleróticos ni maximizan la salud de la persona en su totalidad. Las estatinas para reducir el colesterol, los inhibidores de la ECA, la aspirina, los betabloqueantes y la nitroglicerina logran mejoras mensurables, pero también tienen efectos negativos y dejan sin tratar los factores fundamentales del estilo de vida.

Tener un ataque cardíaco agudo todavía comúnmente requiere operaciones urgentes con catéter, como la angioplastia con balón, para desbloquear arterias críticamente obstruidas. Sin embargo, el rápido estiramiento mecánico daña aún más el revestimiento de la arteria generando constricción y coagulación recurrentes en hasta la mitad de los casos en cuestión de meses. Los stents metálicos duraderos pueden soportar segmentos problemáticos, pero de manera similar alteran la función endotelial y requieren medicamentos antiplaquetarios estrictos de por vida, con riesgo de hemorragia.

La cirugía de bypass de la arteria coronaria que emplea injertos de venas en las piernas para rodear las arterias bloqueadas es el método de referencia para la enfermedad de múltiples vasos. Pero al igual que ocurre con las técnicas endovasculares, los tremendos factores estresantes oxidativos del trauma quirúrgico y el bypass cardíaco a menudo exacerban el crecimiento de la aterosclerosis subyacente en las arterias cercanas. Una prevención secundaria meticulosa es crucial, pero a veces sigue siendo inadecuada.

En esencia, aunque tecnológicamente sorprendentes, los tratamientos cardíacos tradicionales tratan directamente las manifestaciones tardías del proceso sistémico de la enfermedad y, paradójicamente, lo aceleran aún más. Los bloqueos se deterioran rápidamente y de forma recurrente después de reabrirlos manualmente sin abordar el estilo de vida fundamental y los factores ambientales de la aterogénesis. Las drogas ayudan a reducir los riesgos sin maximizar el bienestar o la resiliencia de la persona en su totalidad.

Cambiar el rumbo exige ampliar el modelo de la enfermedad desde tuberías bloqueadas aisladas hasta un trastorno sistémico completo de inflamación crónica, daño oxidativo, desregulación inmune, desequilibrio mente-cuerpo, agotamiento del bioma, acortamiento de los telómeros y modificación de la expresión genética. La atención moderna prospera en la estabilización inmediata de la crisis, pero lucha por generar un bienestar sostenido y un compromiso con el manual de longevidad.

Corregir verdaderamente la enfermedad de las arterias coronarias exige que reformulemos las razones, desde los lípidos y la mecánica aislados hasta los desequilibrios subyacentes en la medicina del estilo de vida. Si bien las soluciones tecnológicas han demostrado ser beneficiosas para las lesiones inestables, evitar la trampa médica del golpe al topo implica impulsar la prevención, la restauración funcional y apoyar el equilibrio de la curación vascular a largo plazo a través de la alimentación, las prácticas mente-cuerpo, la estructura, la conexión social y la armonía ecológica. .

Capítulo dos

El papel de la nutrición

Dietas antiinflamatorias para reducir la placa

La dieta afecta sustancialmente cada fase de la aterosclerosis desde el inicio hasta la progresión y las complicaciones. La nutrición ofrece el entorno bioquímico primario que afecta la integridad vascular y la inflamación. Ciertas dietas reducen drásticamente el riesgo cardiovascular mientras que otras lo duplican a pesar de otros medicamentos o cirugías. Los principales cardiólogos dicen ahora que la comida sirve como "veneno o medicina para las arterias".

Las dietas ricas en cereales refinados, azúcares añadidos, comidas procesadas, carne de granjas industriales y aceites vegetales calientes proporcionan los ingredientes literales para el desarrollo de placa inflamatoria y el riesgo cardiovascular. Mientras tanto, los patrones de alimentos integrales predominantemente vegetales centrados en verduras, frutas, legumbres, nueces, semillas y cereales integrales preservan y mejoran la salud de las arterias y la esperanza de vida.

El área en desarrollo de la cardiología nutricional se centra en diversas dietas antiinflamatorias para estabilizar y revertir la enfermedad de las arterias coronarias. Estos enfoques alimentarios desafían la dieta estadounidense convencional que impulsa la producción de placa a través de hiperlipidemia, oxidación, glicación, disbiosis intestinal, obesidad y resistencia a la insulina. También permitieron la reparación del endotelio y resolvieron las causas inflamatorias de la rotura de la placa.

La dieta mediterránea reina, centrándose en una generosa cantidad de aceite de oliva, verduras, frutas, nueces, legumbres, cereales integrales y un consumo moderado de pescado y aves. Múltiples estudios confirmaron sus ventajas cardiovasculares, incluida una reducción del 30 % en los ataques cardíacos y la muerte, que rivalizan con los medicamentos con estatinas. Sus efectos antioxidantes y antiinflamatorios mejoran los perfiles de colesterol, la presión arterial, el control del azúcar en sangre, el control del peso y las variables metabólicas.

El método Ornish para corregir enfermedades cardíacas combina una nutrición basada en plantas integrales muy baja en grasas con otros pilares del estilo de vida. Las investigaciones clínicas sugieren que revierte el volumen de la placa y los síntomas de malestar en el pecho al reducir las partículas de colesterol oxidado al tiempo que eleva el HDL protector y reduce los triglicéridos. El 90% de los pacientes evitan operaciones de bypass o angioplastia que anteriormente eran consideradas necesarias por estrictos comités de cardiólogos profesionales.

El régimen vegetariano bajo en carbohidratos de EcoAtkins también mejora los lípidos en sangre, el control de la glucosa, la presión arterial y la pérdida de peso en comparación con la terapia convencional. Cuando se centra en nueces, semillas, frijoles, verduras y aceites vegetales, reduce los indicadores de riesgo cardiovascular de manera casi similar a comenzar con una estatina de primera generación, a pesar de las cantidades permitidas de queso y huevos. Indica que minimizar los productos animales y enfatizar las plantas apoya significativamente la salud metabólica y vascular.

En esencia, si bien muchas dietas saludables ayudan a combatir las enfermedades cardíacas, los patrones óptimos comparten características comunes: alto consumo de frutas, verduras, cereales integrales, nueces/semillas/legumbres, harinas animales limitadas y evitar productos altamente procesados con sal, azúcar, y grasas dañinas. La excelencia nutricional proporciona el mejor tratamiento no sólo para evitar sino para revertir de forma duradera la aterosclerosis coronaria.

Alimentos y suplementos para la salud arterial

Además de los buenos patrones dietéticos generales, ciertos alimentos y suplementos específicos ofrecen beneficios inmediatos para promover la salud de las arterias coronarias. Estas sustancias confieren propiedades antiinflamatorias, antioxidantes y reguladoras metabólicas concentradas para estabilizar las placas dañinas y estimular la reparación endotelial después del daño.

Los ácidos grasos omega 3 EPA/DHA, que se encuentran en mayor cantidad en los pescados grasos de agua fría, son los suplementos mejor estudiados para la salud del corazón y siguen siendo criminalmente descuidados por la cardiología ortodoxa. Los pacientes que aumentan el consumo de pescado azul después de ataques cardíacos y operaciones cardíacas encuentran grandes disminuciones en la morbilidad y muertes en dosis tan bajas como 200-500 mg diarios. Las grasas omega 3 aumentan específicamente los lípidos en sangre, calman las arritmias, disminuyen la inflamación y la presión arterial y mejoran la estabilidad de la placa.

El aceite de oliva virgen extra también desarrolla cambios mensurables en los perfiles de colesterol en sangre y la inflamación para reducir los eventos cardiovasculares en un 30% en la investigación clínica. Su alto contenido de grasas monoinsaturadas previene la oxidación y preserva la integridad para cocinar o aderezar. El aceite de oliva también contiene importantes fenoles antioxidantes y antiinflamatorios que mejoran la salud metabólica y vascular.

Ciertas especias, como la cúrcuma, el jengibre, el ajo, la canela, el clavo y otras, indican efectos antioxidantes, antiinflamatorios, antibacterianos y de control del azúcar en sangre. Sus fitoquímicos concentrados afectan la expresión genética y las vías enzimáticas para limitar la oxidación del colesterol LDL, disminuir la agregación plaquetaria, disminuir las citoquinas inflamatorias y estabilizar las lesiones de la placa, previniendo y tratando la progresión de la aterosclerosis.

Los flavanoles de cacao del chocolate amargo estimulan increíblemente la creación de nuevos vasos sanguíneos (angiogénesis) al tiempo que disminuyen la presión arterial, mejoran la función vascular y elevan el colesterol HDL beneficioso. Estas ventajas aparecen con 30 a 50 g de chocolate amargo con más del 75% de contenido de cacao.

Las bayas, las granadas, el café, el té verde y el vino tinto ofrecen compuestos vegetales antioxidantes polifenólicos comparables que reducen la inflamación vascular e inhiben la aterosclerosis a través de mecanismos enzimáticos, metabólicos y de expresión genética. Una dieta que enfatice todas las frutas, verduras, hierbas y especias de colores tiene beneficios antiinflamatorios.

Los regímenes específicos que combinan nutrición con alimentos integrales, aceites de pescado, polifenoles antioxidantes y probióticos y prebióticos que nutren el intestino son los métodos nutricionales más eficaces para prevenir, mantener y revertir la enfermedad de las arterias coronarias. Esto reduce las tasas de eventos cardiovasculares y la carga de aterosclerosis significativamente más que los medicamentos o procedimientos independientes.

Controlar el colesterol a través de la dieta

Si bien una extensa investigación confirma que las dietas bajas en grasas saturadas y colesterol reducen el riesgo de enfermedad de las arterias coronarias, la adopción de una dieta basada en plantas ultrabaja en grasas (10% de grasa) no sólo previene sino que revierte la progresión de la aterosclerosis y los eventos cardiovasculares mejor que la rutina. Enfoques vegetarianos moderados en grasas. Los programas líderes utilizan una dieta basada en plantas integrales sin aceites, grasas u otros productos animales como un medicamento poderoso para controlar los niveles de colesterol y la salud cardiovascular.

La excelencia nutricional proporciona la mejor prevención primaria y tratamiento posterior de la dislipidemia y la aterosclerosis coronaria. Numerosos ensayos de control aleatorios confirman la potencia del empleo de menús seleccionados para reducir el aumento del colesterol total y LDL, aumentar el HDL beneficioso y mejorar los niveles de triglicéridos. En muchos casos, la corrección dietética rivaliza o supera los beneficios de las estatinas de primera línea.

Las dietas dominadas por plantas integrales minimizan el daño oxidativo inflamatorio a las partículas de LDL, lo que limita la conversión en colesterol oxidado dañino. Esto disminuye la carga de placa aterosclerótica, previene la lesión endotelial y protege las frágiles capas fibrosas que cierran las lesiones inestables. Las harinas vegetales también influyen en la absorción del colesterol y la síntesis endógena a través de efectos reguladores sobre la transcripción genética y las vías enzimáticas que mejoran los perfiles lipídicos.

Las nueces, los frijoles, las semillas, los cereales integrales, las frutas y las verduras incluyen en particular fibra soluble, esteroles vegetales y estanoles que disminuyen la absorción de colesterol en el intestino en un 30-40%, reducen la síntesis hepática y maximizan la excreción. Las harinas de soja y las legumbres también contienen componentes bioactivos que ayudan al metabolismo del colesterol. Las grasas saturadas y trans crean tendencias poco saludables, mientras que las grasas monoinsaturadas y omega-3 las potencian.

Las dietas de cartera que incluyen nueces, suplementos de esteroles vegetales, mayor cantidad de fibra, proteínas de soja y almendras mejoran el colesterol LDL en un 30%, similar a tomar una dosis modesta de estatinas. Aquellos que también hacen hincapié en las fibras viscosas, los aceites vegetales y las legumbres ofrecen reducciones del 10 al 15 % en las partículas dañinas de lipoproteína (a) que desencadenan directamente la aterotrombosis.

Las dietas correctas movilizan muchos nutrientes reguladores, vitaminas, minerales, antioxidantes y fitoquímicos que funcionan sinérgicamente para mejorar los perfiles de lípidos significativamente mejor que los medicamentos individuales. La excelencia nutricional combinada con ejercicio y reducción del estrés produce reducciones de LDL del 45-50% que minimizan el volumen de placa, previenen eventos de ruptura aguda y facilitan las vías de reparación endotelial.

En esencia, regular los niveles de colesterol mediante opciones de comidas seleccionadas y eliminar los elementos dañinos iguala o supera los beneficios de los medicamentos convencionales con significativamente menos efectos secundarios o gastos. Esta sigue siendo la técnica más saludable y segura para regular los lípidos a largo plazo. Combinar la excelencia dietética predominantemente vegetal con exámenes de rutina y medicación juiciosa cuando sea necesario brinda el paradigma de atención óptima para promover de manera duradera la salud del corazón al regular las vías del colesterol a través de una alimentación saludable y limpia.

Dietas cetogénicas para la salud del corazón

¿Las dietas cetogénicas ricas en grasas y bajas en carbohidratos podrían realmente mejorar la salud del corazón y la longevidad? Las investigaciones emergentes sugieren que la nutrición cetogénica enfocada puede ayudar a los factores de riesgo cardiovascular y a la estabilización de la placa cuando se implementa juiciosamente a largo plazo. Sin embargo, existe desacuerdo dada la realidad de que la mayoría de las personas consumen dietas occidentales normales excesivamente procesadas, donde el exceso de grasa se correlaciona con efectos vasculares más deficientes.

Los regímenes cetogénicos clásicos se centran en una ingesta muy alta de grasas, alrededor del 70-90% de las calorías, en gran parte provenientes de abundantes fuentes animales como carne, lácteos y huevos, al tiempo que restringen los carbohidratos netos a menos de 30-50 gramos diarios. Esto hace que el cuerpo metabolice principalmente grasas y cetonas en lugar de glucosa para obtener energía. Los defensores dicen que este intercambio de combustible ofrece buenos beneficios para la salud del cerebro, el azúcar en la sangre, la cintura y la inflamación.

Por el contrario, las dietas cetogénicas bien formuladas en las que predominan las plantas se concentran en grasas vegetales insaturadas como nueces, semillas, aguacates, cocos, aceitunas y sus aceites, al tiempo que enfatizan abundantes verduras, bayas y verduras sin almidón. Este enfoque limpio y nutritivo limita la carne y los lácteos, evita los dulces y los cereales refinados y enfatiza las nueces y semillas ricas en fibra, los omega 3 y las grasas monoinsaturadas. Los primeros estudios sugieren que este enfoque saludable en las grasas vegetales replica los beneficios de la dieta cetogénica de origen animal para el peso, el azúcar en la sangre y los lípidos, al tiempo que mejora la nutrición.

Las posibles ventajas cardiovasculares de la alimentación cetogénica incluyen una mejora de los lípidos en sangre con un HDL protector más alto y triglicéridos más bajos. Los cuerpos cetónicos elevados también pueden proteger contra el daño por isquemia-reperfusión durante emergencias de bloqueo del flujo sanguíneo. La adaptación cetogénica promueve la flexibilidad metabólica del músculo cardíaco cambiando el uso de combustible entre carbohidratos, lípidos y cetonas según estén disponibles. Los marcadores de inflamación sistémica y resistencia a la insulina mejoran con dietas cetogénicas bien preparadas.

Los riesgos incluyen escasez de vitaminas, alteración del microbioma intestinal, retraso en las vías de reparación del endotelio, rigidez arterial con el paso de los años y posibles arritmias, lo que va en contra de las recomendaciones generales para los pacientes cardíacos y necesita una corrección nutricional meticulosa. Aquellos en riesgo de ruptura de placa necesitan regímenes equilibrados que promuevan diferentes fitoquímicos para la estabilidad. La consulta con nutricionistas competentes permite una implementación exitosa a largo plazo.

En esencia, la nutrición cetogénica aplicada correctamente es prometedora para regular el peso, el azúcar en la sangre, la salud del cerebro y posiblemente determinados factores de riesgo cardiovascular. Sin embargo, su lugar sensato para mejorar la salud del corazón más allá de los programas tradicionales mediterráneos en los que predominan las plantas sigue siendo muy controvertido. Si se utilizan, las variaciones centradas en plantas que contienen omega 3 pueden optimizar los beneficios potenciales sobre las alternativas animales con tocino y mantequilla. Como siempre, la nutrición adaptada a la cultura del estilo de vida y la sostenibilidad supera las prescripciones únicas.

Capítulo tres

Ejercicio y actividad

Iniciar un programa de ejercicios con una enfermedad cardíaca

El ejercicio es una terapia extraordinariamente potente tanto para prevenir como para tratar la enfermedad de las arterias coronarias establecida. Sin embargo, muchos pacientes cardíacos e incluso médicos siguen preocupados por el ejercicio físico por temor a generar molestias en el pecho o arritmias peligrosas. Sin embargo, los datos sugieren que los regímenes individualizados son bastante seguros y cruciales para la recuperación. Comenzar con cautela y mejorar la capacidad con los consejos de médicos y terapeutas ayuda a superar la aprensión en torno al movimiento.

Los pacientes de bajo riesgo pueden comenzar a caminar suavemente, hacer ejercicios respiratorios o hacer yoga después de episodios coronarios agudos una vez estabilizados. Las personas con riesgo moderado se benefician de los programas de rehabilitación cardíaca con monitorización de electrocardiograma que ofrece una dirección organizada sobre la actividad progresiva. Los pacientes de alto riesgo requieren una evaluación más detallada para elaborar regímenes que incorporen los riesgos y optimicen los fármacos. Trabajar con fisioterapeutas o entrenadores con experiencia en enfermedades cardíacas garantiza una mejora segura.

Caminar es la actividad aeróbica más fácil de realizar para los pacientes cardíacos con problemas de condición física y preocupados por la incomodidad o la estabilidad. El entrenamiento por intervalos intercalando minutos más lentos y rápidos ayuda a fortalecer la capacidad al tiempo que limita la isquemia o las arritmias. Aquellos que se recuperan de un ataque cardíaco o de una cirugía comienzan simplemente con 5 a 10 minutos diarios, aumentando gradualmente el tiempo a 30 a 60 minutos la mayoría de los días después de que recuperan las fuerzas. Agregar pequeñas pendientes pone a prueba el corazón.

Las actividades acuáticas también brindan soluciones suaves para los pacientes cardíacos que trabajan en tierra. Los aeróbicos acuáticos, la natación, el jogging acuático o incluso simplemente caminar en agua hasta el pecho permiten la acción con un impacto mínimo en las articulaciones y al mismo tiempo ofrecen cierta resistencia. Las clases impartidas por instructores acreditados, como los programas acuáticos de rehabilitación cardíaca, brindan instrucción guiada.

Aunque contraintuitivo, el ejercicio de fuerza con pesas de mano livianas, bandas elásticas o máquinas de pesas también es necesario para que los pacientes cardíacos desarrollen masa muscular, fuerza y reviertan el descondicionamiento. Los programas cuidadosamente supervisados comienzan muy lentamente progresando en duración y carga de resistencia según la capacidad. El fortalecimiento protege la movilidad, el estado de ánimo y el metabolismo, cruciales para la recuperación.

El yoga, el pilates y el tai chi combinan movimientos suaves con equilibrio, respiración y relajación para promover el fitness sin forzar el corazón. Las lecciones de bajo nivel en tapete o silla se cambian fácilmente a niveles de capacidad. Sus componentes de atención plena promueven la resistencia al estrés, lo que protege el corazón. Los cursos grupales de tratamiento de yoga médico maximizan la seguridad y el apoyo social para los deportistas reacios.

En resumen, resolver la ansiedad sobre la actividad física después de episodios cardíacos exige progresiones lentas y sistemáticas que vuelvan a crear confianza en torno al movimiento. La orientación de equipos de rehabilitación cardíaca, entrenadores personales y terapeutas capacitados en enfermedades cardíacas ayuda a personalizar los regímenes según las condiciones de salud. Restaurar el ejercicio protege el corazón, la movilidad y la salud mental necesarios para revertir las enfermedades cardiovasculares a largo plazo.

Los mejores ejercicios para mejorar la salud del corazón

Los ejercicios más efectivos para promover la salud cardiovascular comprenden actividades rítmicas continuas de los principales grupos de músculos que promueven la fuerza cardíaca, la resistencia y los patrones de electrocardiograma. Combinar el entrenamiento aeróbico, de flexibilidad y de resistencia con moderación brinda la mejor prevención y rehabilitación para los pacientes con enfermedad de las arterias coronarias. Personalizar los regímenes según su capacidad y aumentar progresivamente la duración, la frecuencia y la intensidad produce efectos protectores duraderos de la capacidad.

Caminar sigue siendo la actividad aeróbica más fácil de iniciar, manteniendo un ritmo rápido de 30 a 60 minutos diarios. Agregar intervalos que combinen minutos más lentos y más rápidos, de 3 a 4 días por semana, aumenta la intensidad una vez que crece la capacidad básica. Aquellos que pueden realizar ejercicios de jogging, natación, ciclismo o elíptica mantienen esfuerzos moderados-vigorosos de la Zona 2-3 intercalados con recuperación. El entrenamiento en intervalos de alta intensidad promueve una condición física similar en menos tiempo.

Las actividades dinámicas de equilibrio, como tenis, fútbol, baloncesto, danza y programas acróbicos, brindan agradables posibilidades sociales para aumentar rítmicamente el ritmo cardíaco. Sin embargo, las personas con riesgo de rotura aguda de placa necesitan progresiones supervisadas para garantizar la seguridad y la estabilidad. Personalizar las opciones deportivas según la capacidad y los factores de riesgo mejora la recompensa frente a las posibles demandas cardíacas.

Sólo 2 o 3 series semanales de entrenamiento de fuerza modesto durante 30 a 45 minutos mejoran enormemente la salud del corazón incluso sin actividades aeróbicas a través de efectos favorables sobre el metabolismo de la glucosa, la sensibilidad a la insulina, la inflamación, los lípidos en sangre y la masa magra. Los ejercicios con peso corporal, bandas de resistencia, pesas libres o máquinas de pesas mejoran las principales áreas musculares de forma progresiva y adaptada a la fuerza actual. Esto previene daños.

Las clases de Tai Chi, yoga, Pilates y estiramientos aumentan la resistencia muscular, la movilidad, el equilibrio, la postura y la relajación. Su mente-cuerpo se beneficia de un nivel más bajo de cortisol y de una hiperactivación simpática que sobrecarga el corazón. Las clases especiales de yoga cardíaco y en silla se adaptan al estado funcional. Incluso los regímenes de flexibilidad simples previenen déficits de movilidad que obstaculizan la independencia.

En esencia, la mejor programación de ejercicio comprende muchas modalidades ajustadas a la estabilidad existente de la enfermedad: actividad aeróbica rítmicamente activa prolongada de baja intensidad, entrenamiento de fuerza y actividades de flexibilidad. Dar prioridad a los hábitos y la capacidad de movimiento diario sobre la intensidad genera coherencia para lograr mejoras a lo largo de toda la vida. Los especialistas en rehabilitación de apoyo elaboran planes que mejoran los beneficios para el corazón.

Mejorar la aptitud cardiovascular

Más allá del ejercicio programado, mejorar los patrones de movimiento cotidianos, reducir el tiempo de sedentarismo e interrumpir estar sentado durante mucho tiempo mejora la aptitud cardiovascular y reduce la mortalidad hasta en un 30%, lo que rivaliza con algunos fármacos. La actividad física frecuente de bajo nivel impone flexibilidad metabólica para que el cuerpo se ajuste eficientemente a las diferentes demandas funcionales del mundo real. Esto reduce las enfermedades crónicas y promueve la longevidad.

Normalizar más de 7500 pasos diarios mediante el ritmo durante las llamadas telefónicas, usar las escaleras, usar un escritorio de pie, estacionarse más lejos y tomar descansos cortos y frecuentes para caminar durante un trabajo sedentario prolongado evita que los escalones disminuyan en los perfiles de lípidos, la sensibilidad a la insulina, la inflamación y las enfermedades mitocondriales. salud ligada a la inactividad sostenida.

En resumen, el movimiento regular de bajo nivel es extremadamente beneficioso, mientras que estar sentado ininterrumpidamente es igualmente perjudicial debido a sus impactos directos sobre el metabolismo del músculo esquelético. Sentarse durante más de 30 minutos promueve alteraciones enzimáticas perjudiciales en el procesamiento de glucosa y lípidos. Sólo estar de pie cada hora durante 5 minutos previene estos cambios, lo que subraya que los hábitos de actividad diaria generan una adaptación cardiovascular independientemente de los entrenamientos programados.

Actividad en el estilo de vida para obtener resultados a largo plazo

Mantener la salud del corazón durante toda la vida y evitar el deterioro exige hacer hincapié en un estilo de vida y una actividad física constantemente equilibrados en lugar de programas de entrenamiento breves y rigurosos. Numerosas investigaciones indican los beneficios para la longevidad y la mortalidad de niveles más altos de movimiento diario sin ejercicio, independientemente de las actividades aeróbicas o de fortalecimiento planificadas que proporcionan ganancias menos sólidas a largo plazo.

Si bien obviamente siguen siendo útiles para el entrenamiento, los rigurosos regímenes de acondicionamiento físico convencionales inevitablemente resultan insosteniblemente difíciles de realizar de manera constante durante años o décadas. En comparación, apuntar a dar entre 10.000 y 15.000 pasos diarios a través de decisiones habituales conscientes genera más fácilmente patrones de actividad regulares que ofrecen una reducción de riesgos superior.

Las tácticas clave incluyen utilizar apoyo social a través de reuniones para caminar, desafíos de amigos o familiares y grupos virtuales para fomentar comportamientos. La configuración de alertas y notificaciones del reloj inteligente desarrolla patrones de movimiento frecuentes. Programar llamadas telefónicas caminando, estar de pie en escritorios, tomar descansos cada hora después de estar sentado, estacionarse más lejos y subir escaleras premian ganancias sostenidas a lo largo de toda la vida.

Los pequeños movimientos sostenibles, literal y simbólicamente, fomentan mejor la independencia y la resiliencia móvil continua. Los beneficios clínicos reportados con programas intensos a corto plazo a menudo regresan si los niveles de actividad disminuyen con el paso de los meses. Reforzar los hábitos de actividad diaria garantiza beneficios protectores de acondicionamiento cardiovascular y metabólico adaptativo persistente.

En muchos casos, la tensión acumulada de 684 en los niveles de población típicos actuales se vuelve devastadora, mientras que antes el trabajo manual ordinario, los desplazamientos a pie y la movilidad diaria mantenían líneas de base mucho mayores. Restaurar niveles elevados de NEAT (termogénesis de actividad sin ejercicio) recrea con éxito patrones de durabilidad ancestrales cruciales para la salud y la longevidad que faltan solo en los regímenes programados.

En esencia, promover más movimiento y menos estar sentado a través de elecciones habituales de estilo de vida proporciona mayores retornos de por vida que breves bloques de entrenamiento físico por sí solos. La constancia desarrolla la aptitud física y la resiliencia metabólica, mientras que la inconsistencia genera pérdida de función y deterioro. Cumplir con los niveles básicos de movilidad garantiza la protección, mientras que la capacitación programada mejora los márgenes más allá de los mínimos.

Capítulo cuatro

Estrés y salud mental

Cómo el estrés afecta las enfermedades cardíacas

Tanto el estrés agudo como el crónico aceleran fuertemente la progresión de la enfermedad de las arterias coronarias y el riesgo de eventos cardiovasculares desfavorables como ataques cardíacos o muerte súbita. El estrés aumenta rápidamente la presión arterial, la frecuencia cardíaca, la circulación de células inmunes inflamatorias y plaquetas, factores procoagulantes, producción de radicales libres y anomalías metabólicas. Esto destruye directamente el endotelio de las arterias sensibles, iniciando e intensificando la aterogénesis.

El estrés psicosocial también aumenta el tono del sistema nervioso simpático y la salida de hormonas del estrés, lo que provoca alteraciones fisiológicas de lucha o huida perjudiciales a largo plazo. El cortisol, la adrenalina, las citocinas inflamatorias, el exceso de factores de coagulación y las células inmunitarias activadas estimulan la oxidación sistémica, la disfunción endotelial, la glucólisis, la resistencia a la insulina y la lipólisis.

El estrés y la angustia crónicos, especialmente agravados durante décadas, aceleran la aterosclerosis a través de inflamación vascular crónica, daño oxidativo, hipertensión, síndrome metabólico y alteraciones inmunológicas. Los estudios vinculan la tensión laboral persistente, el estrés conyugal, la ansiedad, la presión financiera, la depresión y la alienación social con hasta el doble del riesgo de ataque cardíaco y accidente cerebrovascular que rivaliza con el tabaquismo u otras variables estándar importantes.

El estrés mental o emocional agudo descomunal a menudo precipita directamente la ruptura de lesiones de placa aterosclerótica susceptibles mediante picos abruptos en las fuerzas de presión arterial y la bioquímica vascular protrombótica favorable a la coagulación oclusiva. Los desastres naturales, las zonas de conflicto, los terremotos y los resultados de los partidos de Super Bowl aumentan peligrosamente las tasas regionales de ataques cardíacos después de eventos muy estresantes.

Los efectos fisiopatológicos incluyen una menor variabilidad de la frecuencia cardíaca, lo que denota una pérdida del control dinámico y de la flexibilidad, lo que fomenta una rigidez no deseada de la circulación que ejerce presión sobre los tejidos frágiles. Las señales inflamatorias elevadas hacen que los glóbulos blancos ataquen las paredes de las arterias y oxiden el colesterol, lo que aumenta el riesgo. La hiperactivación simpática produce daños arteriales y microvasculares menores a lo largo de los años, estresando al corazón.

En esencia, al alimentar la inflamación sistémica, la oxidación, la desregulación de la inmunidad, la hipertensión, los trastornos metabólicos, la tensión hemodinámica y la hipercoagulación, tanto el estrés agudo como el crónico impulsan poderosamente la progresión de la enfermedad coronaria, el daño aterosclerótico e instigan eventos de ruptura de la placa que subyacen a los ataques cardíacos y la muerte súbita. Gestionar la vida emocional tiene la misma importancia que la nutrición y las actividades para la salud del corazón.

Mindfulness, Meditación y Respiración

Las actividades de relajación mente-cuerpo que incluyen meditación, respiración, atención plena, yoga, tai chi e hipnoterapia compensan la activación dañina del sistema nervioso de lucha o huida debido al estrés emocional para prevenir y mantener la enfermedad de las arterias coronarias. La provocación regular de la "respuesta de relajación" protege el sistema cardiovascular a largo plazo más poderosamente que el ejercicio o muchos medicamentos y suplementos.

Las investigaciones clínicas demuestran que las modalidades mente-cuerpo reducen la presión arterial, los niveles de colesterol, la frecuencia cardíaca y las hormonas inflamatorias, al tiempo que aumentan la variabilidad de la frecuencia cardíaca, lo que sugiere una función dinámica saludable. Los estudios de imágenes cerebrales revelan que las prácticas de meditación activan las regiones reguladoras de la corteza prefrontal que regulan a la baja los centros de alarma de la amígdala y reducen la ansiedad, la depresión, el insomnio y la reactividad emocional.

Entre los pacientes cardíacos, la participación en grupo de yoga médico disminuyó la inflamación de la interleucina-6 15 veces durante 12 semanas, mientras que los controles educativos empeoraron. Los hipertensos que practican la meditación redujeron la presión en dos dígitos, rivalizando con los nuevos medicamentos. La rehabilitación cardíaca basada en la atención plena reduce los eventos cardiovasculares recurrentes y las tasas de mortalidad hasta un 45% en 5 años en comparación con la rehabilitación tradicional sola en rigurosos ensayos de los NIH.

La respuesta de inmersión de los mamíferos ancestrales activada por la respiración especializada disminuye de forma refleja la frecuencia cardíaca y el consumo de oxígeno en más de un 30%, al tiempo que mejora el tono parasimpático vagal. La provocación regular vuelve a entrenar la desregulación de la sobremarcha simpática. Los métodos de respiración lenta y atenta también equilibran la arritmia de los senos respiratorios cardíacos.

En esencia, las disciplinas mente-cuerpo educan la regulación de los circuitos cerebrales disminuyendo la reactividad al riesgo y las reacciones de alarma que sobrecargan el sistema cardiovascular a corto plazo y aceleran la aterosclerosis a largo plazo. La práctica en casa favorece la mejora cohesiva de la funcionalidad mucho más que los programas de entrenamiento fijos que fácilmente caducan a lo largo de los años. Su potencial modificador de enfermedades crónicas sigue lamentablemente desatendido a pesar de la abrumadora evidencia de sus beneficios.

Cambiar los patrones de emociones negativas

Más allá de las habilidades genéricas de relajación, el control eficaz de la enfermedad de las arterias coronarias se basa en tácticas que previenen los patrones emocionales negativos persistentes relacionados con la ira, la ansiedad, el resentimiento, la soledad y la desesperación. Las habilidades que fomentan una salud psicológica positiva protegen el corazón, mientras que los pensamientos negativos prolongados perjudican dos veces el bienestar físico y mental.

La terapia cognitivo-conductual se centra en eliminar pensamientos, creencias e historias incorrectas y distorsionadas que causan sufrimiento innecesario al abordar sus bases irracionales. Los casos comunes de enfermedades cardíacas incluyen catastróficos acerca de sensaciones o restricciones incómodas, generalizar excesivamente incidentes aislados como tendencias desesperadas en el futuro y etiquetar erróneamente los obstáculos como intolerables en lugar de reconocerlos como batallas transitorias que deben resolverse de manera adaptativa.

La terapia dialéctica conductual proporciona estrategias para la tolerancia al malestar, controlando los sentimientos abrumadores sin reaccionar de manera destructiva. Habilidades como dar propinas, mantras de autoestímulo, respiración cronometrada y atención plena ayudan a las personas a atravesar temporadas de dificultades relacionadas con enfermedades cardiovasculares sin empeorar las cosas mediante la evitación, la violencia o la autolesión.

El análisis transaccional adaptado a entornos cardíacos identifica juegos tóxicos comunes de orgullo, victimismo, irresponsabilidad y manipulación que tensan las relaciones y el bienestar emocional. Tomar conciencia de los triángulos de rescate, el descuento, la proyección y otros comportamientos contraproducentes ayuda a escapar de las trampas que desencadenan incidentes.

La práctica de habilidades psicodinámicas para la vida modela la expresión saludable de emociones desagradables a través de la propiedad, el establecimiento de límites, el duelo, la acción constructiva y el autocuidado. Llevar un diario, hacer ejercicios en silla vacía y procesar públicamente las ansiedades, la culpa, la ira o la negación permiten un flujo adaptativo frente a una represión prolongada que es destructiva.

Las personalidades antiinflamatorias promueven índices de positividad que permiten la negación adaptativa, el optimismo aprendido, la autoeficacia, la conexión social, las dosis de risa y el cultivo de propósitos que preservan la resiliencia emocional que protege la salud del corazón a largo plazo. Esto evita que las tendencias hostiles y el malestar persistente mantenido inconscientemente se acumulen durante años y causen atcrosclerosis.

En esencia, la salud mental y la salud cardíaca siguen estando altamente interconectadas, de modo que el aumento de las habilidades de autocuidado emocional promueve la reversión de la enfermedad coronaria y la esperanza de vida, pero ignorar las mentalidades y los comportamientos persistentes continúa socavando silenciosamente la biología. Romper los ciclos de dolor mediante tratamientos amorosos y atención plena demuestra la medicina básica.

Conexiones sociales saludables para el corazón

Datos sólidos confirman que la cantidad y calidad de los contactos sociales reducen fuertemente la mortalidad posterior, incluida la muerte por enfermedad de las arterias coronarias, entre un 40 y un 60%, lo que rivaliza con detener el abuso grave del tabaco. La soledad multiplica los graves riesgos para la salud, equivalentes a la obesidad o el aumento del colesterol, dado el deseo primordial de conexión. Los programas de tratamiento de estilo de vida orientados a grupos utilizan el poder de la experiencia compartida para generar motivación y significado.

Más allá de las intervenciones de salud formales, el bienestar social diario se relaciona directamente con la salud cardiovascular a través de efectos sobre el estado de ánimo, la inflamación, el cortisol, la presión arterial, la función inmunológica, el refuerzo del comportamiento y el propósito. Vivir solos o carecer de suficientes vínculos de calidad cuadriplica la muerte prematura en comparación con quienes se sienten integrados y apoyados. El concepto de Archivo hace hincapié en la nutrición social en la alimentación, la actividad y la salud del sueño.

Las citas médicas compartidas utilizan dinámicas de grupo como motivación y al mismo tiempo impulsan la educación y la empatía entre personas que enfrentan dificultades de salud similares. El asesoramiento en salud no profesional desarrolla la responsabilidad y el intercambio de experiencias con inspiración más allá de la orientación médica normal. Las formas de grupo mejoran el aprendizaje a través de la vinculación entre pares y el modelado sin soledad ni dependencia de la búsqueda en línea. También permiten la eficiencia de las visitas para respaldar el seguimiento a largo plazo.

Las plataformas en línea, desde grupos de apoyo de Facebook hasta portales especializados como HeartPatients.com, permiten una conexión significativa entre pares para pacientes distantes y aislados a través de conversaciones sobre tácticas de afrontamiento, opciones clínicas, cuestiones de modificación del estilo de vida y procesamiento emocional en torno a la ansiedad o la pérdida. Las acciones escritas a menudo provocan una mayor vulnerabilidad que permite la catarsis. Las reuniones fomentan reuniones locales, caminatas de rehabilitación, etc.

Además de las actividades formales, promover el bienestar social cotidiano implica organizar de manera proactiva cenas, visitas a museos, equipos de voluntariado y grupos de encuentro que aseguren conexiones humanas. Las personas susceptibles rara vez se sienten deprimidas, preocupadas o abatidas. La divulgación previene la espiral descendente que perpetúa el aislamiento y la depresión emocional que exacerban el desarrollo clínico.

En esencia, más allá del tratamiento médico, asegurar la aplicación de la medicina del estilo de vida implica andamios sociales, ya que los seres humanos no sobreviven aislados y las instrucciones de expertos de arriba hacia abajo fracasan sin apoyo horizontal, comportamiento modelado y experiencia sentida. La prescripción social es tan crucial para la motivación y la responsabilidad en materia de salud como la prescripción farmacológica: suministrar nutrientes emocionales ausentes médicamente pero descubiertos colectivamente.

Capítulo Cinco

Mejorar los factores de riesgo

Dejar de fumar para revertir el daño

El tabaquismo siguió siendo la actividad más modificable que desencadena ataques cardíacos prematuros y muerte cardiovascular. Sin embargo, dejar de fumar también ofrece uno de los beneficios más espectaculares para revertir el daño arterial y los riesgos de infarto futuro en comparación con seguir fumando una vez que se produce la enfermedad coronaria. El abandono sostenido ofrece una gran recuperación incluso después de décadas de uso intensivo.

Los estudios indican que dejar de fumar redujo las tasas de mortalidad en un 35% en el primer año y cerca del 50% en el quinto año en los participantes que sufrieron un ataque cardíaco en comparación con seguir fumando. Múltiples procesos impulsan la curación y la estabilidad de la placa cuando se eliminan los desencadenantes. Sin nuevos ataques, la inflamación disminuye, los lípidos en sangre y la dinámica de la coagulación mejoran, las arterias se dilatan aumentando el flujo, la estabilidad endotelial aumenta y la función pulmonar puede mejorar hasta un 10%.

Sin embargo, la recaída sigue siendo común sin apoyo suficiente. El asesoramiento conductual, los tratamientos de reemplazo de la nicotina, los medicamentos recetados y el refuerzo grupal aumentan aún más las tasas de abandono exitoso. Las asociaciones de rendición de cuentas sociales promueven el seguimiento. Después de ataques cardíacos o procedimientos de colocación de stent cardíaco, la máxima atención médica y los ajustes en el estilo de vida reducen drásticamente la recurrencia cuando el abandono persistente del hábito de fumar completa la reducción del riesgo.

Los riesgos posteriores pueden disminuir hasta casi llegar a la condición de nunca fumar con más de 15 a 20 años de dejar de fumar, lo que empuja aún más a un compromiso activo hoy a pesar del consumo previo de tabaco a largo plazo. Una investigación alentadora demuestra que incluso el cese intermitente breve disminuye los marcadores inflamatorios y estabiliza brevemente el endotelio, lo que demuestra que la suspensión del daño tiene un impacto más fuerte que la destrucción permanente. Los síntomas molestos o la carga de angina a menudo también mejoran rápidamente con la abstinencia persistente.

La historia moderna aceptó incorrectamente las narrativas que culpan a las víctimas de que los fumadores simplemente eligen el daño acumulativo y los resultados merecidos. Este retraso en una comprensión más amplia de los ciclos biológicos de adicción sigue siendo ignorado como una enfermedad médica a pesar de las enormes cargas de uso compulsivo. Los modelos de atención compasiva aprovechan las técnicas de reducción de daños para respaldar las fases de preparación para el cambio y, al mismo tiempo, disminuyen la culpa, lo que constituye un obstáculo hacia la creciente autoeficacia necesaria para lograr esfuerzos eficaces para detenerlo.

El apoyo nutricional, las habilidades de autocuidado emocional y la actividad física también ayudan a aliviar los síntomas de abstinencia y la intensidad de los antojos, al mismo tiempo que se inician patrones saludables de dopamina que ayudan a dejar de fumar. Los inhibidores naturales de la MAO provenientes de remedios vegetales pueden ayudar a dejar de fumar. Abordar los factores subyacentes del trauma, la ansiedad y el aislamiento a través de la psicoterapia y los vínculos sociales optimiza la libertad al abordar las causas primarias en lugar de limitarse a acciones superficiales de búsqueda de alivio.

Replantear la adicción como denotando deseos normales de alterar el sufrimiento a través de patrones de afrontamiento enseñados desadaptativamente facilita una mayor mejora del paciente frente a historias de fracaso flagelantes. Combinar dejar de fumar con un buen estilo de vida y actividades saludables para llenar vacíos que de otro modo no se podrían gestionar desarrolla la confianza en uno mismo. Presenta la abstinencia del tabaco como un acto de autocuidado en lugar de castigar la abnegación. La renovación de la agencia y el autodominio ayudan a recuperar la autonomía dañada por la dependencia. Esto permite avanzar con amabilidad.

Controlar la presión arterial alta

La hipertensión no controlada promueve dramáticamente la progresión de la enfermedad de las arterias coronarias a través de fuerzas mecánicas de corte directo que dañan los tejidos endoteliales sensibles iniciando la aterosclerosis inflamatoria. El aumento sostenido también empeora los perfiles de lípidos circulantes, el estrés oxidativo, la glucólisis y la disfunción metabólica que sobrecargan el sistema cardiovascular. Es necesario un control estricto, especialmente en pacientes con daño vascular subyacente debido a la formación de placa.

Las lecturas se mantienen continuamente por encima de 140/90, tasas cuádruples de ataques cardíacos y accidentes cerebrovasculares en comparación con el mantenimiento de niveles más bajos con ajustes sostenidos en el estilo de vida y medicamentos si es necesario. Sin embargo, investigaciones recientes sugieren que incluso los rangos prehipertensivos superiores a 120/80 pueden duplicar el riesgo, lo que exige una acción más temprana en todos los pacientes con hipertensión o aterogénesis conocida.

El autocontrol a través de un manguito de presión arterial en el hogar permite rastrear las variaciones diarias y descubrir tensiones ocultas debido al estrés, la alimentación o las dificultades de incumplimiento de los medicamentos. La monitorización ambulatoria verifica el diagnóstico, dado que la ansiedad en el consultorio generalmente genera resultados erróneamente. Confirmar los ritmos circadianos de inmersión adecuados durante la noche garantiza una modulación saludable de la resiliencia versus una sobreactivación crónica indicada por la disautonomía simpática frecuente en las enfermedades cardiovasculares.

Acelerar la reversión de las presiones elevadas con medicamentos de estilo de vida minimiza la necesidad de multiplicar los medicamentos cuyos efectos desaparecen después de años de uso. Hacer hincapié en las dietas DASH o mediterráneas ricas en frutas, verduras, fibra, potasio y proteínas vegetales mejora de manera confiable el equilibrio de sodio, la sensibilidad a la insulina, la generación de óxido nítrico y la salud del endotelio, todo lo cual aumenta la función vascular. Las disminuciones de la PA dependientes de la dosis que coinciden con la eficacia de los medicamentos a menudo ocurren con una disminución promedio de 20 a 25 mmHg en solo 14 semanas de buena nutrición.

Los potentes vasodilatadores de la granada, el jugo de remolacha en polvo y el cacao rico en flavanol mejoran los mecanismos de respuesta endotelial en pacientes con circulación rígida y envejecida que no pueden ajustar los factores estresantes debido a la aterosclerosis. Las catequinas clave del té verde aumentan tanto la sensibilidad a la insulina como la regulación endotelial del óxido nítrico, aumentando sustancialmente la dinámica del flujo. Un mayor aumento del movimiento, el sueño y el bienestar emocional aportan beneficios adicionales que mejoran las cifras de vigilancia en el hogar las 24 horas del día.

En esencia, fortalecer la resiliencia cardiovascular permite adaptar con gracia las presiones a diversas condiciones frente a una dinámica sistémica rígida crónicamente tensa que no puede flexionarse con las demandas cambiantes. Una vez regulados de forma segura, diferenciar los factores situacionales, psicológicos o dietéticos de las necesidades de medicación minimiza la dependencia de prescripción excesiva sin necesidad de multiplicar los medicamentos a medida que la vida mejora. Al hacerlo, se promueve el autocuidado a través de comportamientos alimentarios equilibrados que restablecen una regulación natural y saludable del punto de referencia.

Llevar el azúcar en sangre a un rango saludable

Ya sea clínicamente diabético o no, un mejor control diario del azúcar en sangre y la sensibilidad a la insulina disminuyen potentemente la progresión de la enfermedad de las arterias coronarias y el riesgo de ataques cardíacos recurrentes más que varias alternativas farmacológicas convencionales por sí solas. Las medidas dietéticas y de estilo de vida gestionan eficazmente los patrones glucémicos y los factores inflamatorios metabólicos de la aterosclerosis.

Los límites de glucosa estándar subestiman el daño causado por la resistencia sistémica a la insulina que impulsa el desarrollo de placa y la vulnerabilidad a la ruptura en rangos técnicamente normales más allá de la diabetes franca. El riesgo coronario crece linealmente en pacientes prediabéticos que aún no satisfacen los criterios de diagnóstico o tratamiento dirigidos a la hemoglobina glucosilada, la glucosa en ayunas o los marcadores de tolerancia a la glucosa.

Los programas holísticos multimodales como la clínica Virta logran la extraordinaria reversión de la diabetes y la prediabetes, igualada solo por extensas intervenciones quirúrgicas pero sin medicamentos, cirugías ni límites. Los diabéticos tipo 2 del mundo real conservan el control normal de la glucosa el 63% del tiempo en el seguimiento de dos años mediante modificación de la cetosis nutricional, sensores de actividad y asesoramiento sobre salud. La mayoría elimina varios medicamentos al tiempo que mejora los niveles de lípidos, la función hepática y la cintura (disminución del 10%).

Hacer hincapié en comidas nutricionales constantes, hábitos de actividad diaria, métodos de resistencia al estrés, sueño reparador y apoyo social promueve la regulación del ritmo de la sensibilidad a la insulina y la función pancreática. Esto disminuye los picos de reacciones nutricionales y emocionales que provocan inflamación posterior. Limitar proactivamente la fluctuación glucémica mediante la estabilidad del estilo de vida mejora la homeostasis. abordar los factores subyacentes permite dejar múltiples medicamentos

Reducir el azúcar y los cereales refinados y al mismo tiempo aumentar los carbohidratos intactos de alimentos integrales ricos en fibra, las grasas saludables, las proteínas vegetales, las especias, los tés y los fitonutrientes promueve la sensibilidad celular y la capacidad de abastecimiento de combustible flexible entre carbohidratos, grasas y cetonas. Eliminar la carne y los lácteos de granjas industriales inflamatorios e insulinógenos y al mismo tiempo evitar los aceites procesados reduce los factores causantes de enfermedades. Las especias culinarias antiinflamatorias amplifican los resultados: canela, cúrcuma, jengibre, etc.

Los medicamentos a base de incretinas que mejoran la sensibilidad intestinal al GLP muestran potencial, al igual que los moduladores de citocinas que reducen los sistemas de señalización de ataques basados en células inmunitarias. La suplementación directa con cetonas previene los aumentos de azúcar en la sangre debido a la ingestión de alimentos y, al mismo tiempo, aprovecha más del 90% de eficiencia en la recolección de energía de los combustibles alternativos circulantes. El mapeo emergente del ecosistema del microbioma intestinal y del viroma humano promete una manejabilidad futura que mejorará la disbiosis.

Aprovechar los monitores continuos de glucosa portátiles permite cambios óptimos en la alimentación, la actividad y la medicación del día a día, personalizando la atención en lugar de regímenes genéricos establecidos que no logran la personalización esencial para las epidemias actuales. Datos compartidos Permite a los médicos realizar consultas de forma remota, superando las restricciones de acceso que impiden a muchos recibir un tratamiento adecuado. La combinación de telesalud y seguimiento de biomarcadores de transmisión digital permite personalizar la orientación con precisión.

Reducir la inflamación elevada

La inflamación crónica impulsa todas las fases de la enfermedad de las arterias coronarias, desde la irritación y disfunción endotelial hasta la aceleración de la progresión de la aterosclerosis, la inestabilidad de la placa, la erosión y la rotura trombótica. Las señales inflamatorias clave ocurren uniformemente años antes de que se produzca un infarto o una enfermedad obstructiva identificada, lo que hace que su inhibición sea fundamental para la prevención y el tratamiento.

La proteína C reactiva (PCR) evalúa los niveles de biomarcadores inflamatorios que indican riesgo cardíaco y capacidad de respuesta al tratamiento. Aproximadamente el 25% de los que sufren un ataque cardíaco presentan colesterol normal pero HS-CRP sustancialmente elevada, lo que sugiere mecanismos de alteración de la placa ajenos a la teoría de los lípidos. Los niveles crecientes se corresponden con ocurrencias recurrentes en síndromes coronarios agudos y procedimientos de revascularización, incluso con regímenes de medicación de rutina.

Los regímenes nutricionales antiinflamatorios, como las dietas mediterránea, ornish o pegana integrativa, que combinan hierbas y tés con fitonutrientes, reducen regularmente los niveles de PCR entre un 30 y un 50 % cuando se mantienen durante años. Estos alteran las señales celulares que impulsan la permeabilidad de los glóbulos blancos, la actividad plaquetaria y la rápida ruptura de la placa, lo que mantiene la vulnerabilidad. La reducción de la inflamación inducida por la dieta rivaliza con los efectos cardioprotectores de las estatinas.

Ciertos medicamentos se dirigen directamente a las vías intensificadas de citocinas y a la actividad inmunológica implicada en la enfermedad coronaria más allá de la función de reducción del colesterol o anticoagulación. La colchicina reduce significativamente las cascadas inflamatorias celulares, el estrés oxidativo y las vías fibróticas, disminuyendo la mortalidad después de un ataque cardíaco a pesar de no haber otras alteraciones de riesgo. El metotrexato y los medicamentos antiinterleucina son prometedores desde el principio para disminuir los factores sistémicos.

Los patrones de movimiento diarios, además del ejercicio formal, también reducen de manera confiable los biomarcadores de inflamación, al tiempo que abordan los factores metabólicos, incluida la resistencia a la insulina y la disfunción del tejido adiposo, que provocan continuamente incendios sistémicos. El sueño para mejorar la recuperación, el apoyo grupal, la práctica de resiliencia al estrés y las iniciativas de salud emocional ayudan aún más a eliminar las razones inflamatorias fundamentales.

La medicina integral del estilo de vida que combina nutrición antiinflamatoria, actividad física, esfuerzos de salud mental y nutracéuticos selectivos como la curcumina y omega-3 EPA/DHA reduce de forma segura las señales inflamatorias elevadas, optimizando la prevención y los objetivos del tratamiento coronario secundario sin efectos secundarios de la supresión inmune directa. El seguimiento de los biomarcadores ofrece una confirmación objetiva que preserva la motivación.

Capítulo Seis

Terapias médicas emergentes

Nuevos medicamentos dirigidos a la placa

La primera ola de cardiología se concentró en el tratamiento de los síntomas de isquemia y las arritmias peligrosas. La segunda ola se centró en los lípidos, la dinámica de la coagulación y la hipertensión que se sabe causan eventos. Sin embargo, una tercera ola ahora aborda el proceso de la enfermedad subyacente en sí: el crecimiento y la alteración de las placas ateroscleróticas que obstruyen la delicada circulación arterial.

Los nuevos medicamentos inyectables de anticuerpos monoclonales, como Inclisiran, aprovechan el mecanismo de silenciamiento de la interferencia del ARN dentro de las células del hígado para inhibir directamente la síntesis de proteínas productoras de colesterol. Una menor producción provoca niveles de circulación de LDL más bajos y una menor penetración en las paredes arteriales dañadas para detener la aterogénesis. Los ensayos indican reducciones sostenidas del 50% del LDL que persisten durante años con una dosis dos veces al año a través de este método de regulación genética.

Los inhibidores de PCSK9 también mejoran la activación del receptor de LDL, aumentando la eficiencia de eliminación en un 50% adicional. Aunque son costosos, los datos de resultados sugieren entre un 15% y un 20% más de prevención de ataques cardíacos y mortalidad, sumando ventajas a las estatinas baratas que se enfrentan a casos resistentes al tratamiento. Los casos de hipercolesterolémicos familiares demuestran un beneficio extraordinario, mientras que la necesidad persiste restringiendo su amplia difusión.

El metotrexato, anteriormente ampliamente utilizado para tratar la artritis reumatoide inflamatoria y la psoriásica en dosis bajas, mostró disminuciones imprevistas del 18% en ataques cardíacos recurrentes e intervenciones incluso a pesar de la persistencia de niveles altos de colesterol debido al cambio en la biología inflamatoria de la pared arterial. Participan vías gastrointestinales comunes.

Los ensayos cardiológicos de fase tres prueban infusiones directas de ApoA1 Milano, la rara variante genética de portadores prácticamente inmunes a la aterosclerosis a pesar de consumir dietas sin restricciones. Las primeras versiones diseñadas por vía intravenosa aumentaron la regresión de la placa en comparación con el placebo sin requerir ajustes dietéticos ni estatinas, lo que sugiere una capacidad sustancial una vez que se ajusta más.

Los nuevos productos biológicos de infusión dirigida son inmensamente prometedores para estabilizar las placas propensas a la erosión al unir enzimas inflamatorias destructivas, prevenir la apoptosis del músculo liso y sellar brechas peligrosas con enfoques en tándem: anticuerpos que estabilizan las capas protectoras, antiapoptóticos que sostienen la integridad celular, moduladores de coágulos que previenen la necrosis avascular. dentro de. Las pruebas clínicas ahora son urgentes.

La combinación de algoritmos de fenotipado profundo que aprovechan el aprendizaje automático de imágenes, genomas, mitocondrio, proteómica y metabolómica modernos predice mejor las respuestas al tratamiento, las trayectorias de riesgo y los patrones de inestabilidad de la placa para tomar decisiones individualizadas que mejoren la prevención. Sin embargo, la difusión generalizada sigue siendo escasa a pesar de su viabilidad y beneficio demostrados. Las directrices deben evolucionar para respaldar el diagnóstico digitalizado multimodal.

Controversias sobre la terapia de quelación

Las infusiones de quelación intravenosa que utilizan ácido etilendiaminotetraacético (EDTA) se promocionaron en círculos alternativos para el tratamiento de la aterosclerosis sin datos sólidos. Los datos de estudios recientes parecen demostrar finalmente beneficios modestos que revelan una menor progresión frente al placebo; sin embargo, beneficios menos dramáticos de lo que afirmaban sus defensores. Agregar medicamentos quelantes orales y optimizar los componentes del estilo de vida ciertamente aumenta los efectos.

Las teorías potenciales se concentran en la unión del EDTA y la eliminación de los depósitos minerales a lo largo de las paredes arteriales dañadas, incluidos el calcio y el hierro, que endurecen los vasos sanguíneos, limitan la flexibilidad y aumentan la inflamación. La quelación puede descoagular las placas existentes aumentando la circulación. También previene la formación de radicales libres y los productos finales de la glicación de las células sanguíneas que promueven el daño oxidativo.

Los ensayos de quelación anteriores eran metodológicamente débiles, pequeños y, por lo general, pasaban por alto factores del estilo de vida. La reciente investigación del Ensayo para evaluar la terapia de quelación (TACT), que duró una década, demostró una reducción absoluta del 7 % en los eventos cardiovasculares, pero una mejora del 40 % en los resultados de la diabetes. Los datos de los subgrupos señalaron beneficios entre los mayores de 65 años a pesar de la ausencia de efecto en toda la población. Está indicado centrarse más en la fisiopatología circulatoria de las personas mayores.

El beneficio real probablemente involucra nutrientes quelantes orales como extractos de ajo, concentrados de microplantas o nutracéuticos que brindan una evacuación constante de metales de bajo nivel, acercándose mejor a los procesos ateroscleróticos lentos que los intentos intravenosos rápidos de dosis altas por sí solos. Al hacerlo, se restablecen las rutas de eliminación naturales que normalmente fallan debido al exceso de minerales, la glicación, la disfunción endotelial, la inflamación y la alteración de la microbiota, generando progresivamente depósitos tóxicos.

La posición dominante sostiene que la quelación carece de indicación sin beneficios ateroscleróticos o de mortalidad firmemente probados, dado el gasto, el uso de recursos y el riesgo poco común de insuficiencia renal si los desechos de zinc no gestionados van demasiado lejos. Otros médicos integrativos dicen que las ventajas posiblemente moderadas y el gran perfil de seguridad respaldan, sin embargo, una administración conservadora prudente. Como siempre, el enfoque individualizado evita el consenso único para todos.

No existe una cura que revierta rápidamente décadas de daño acumulativo en todos los pacientes. Pero los regímenes complementarios inteligentes magnifican los esfuerzos basados en la nutrición, la actividad, la actitud y las relaciones dirigidos a factores fundamentales para la progresión de la placa, de los cuales el estrés oxidativo y la inflamación aparecen en gran medida. Es probable que los fármacos quelantes orales amplíen las ventajas mediante una asistencia suave y constante frente a poblaciones reducidas que toleran los métodos intravenosos solos.

Terapias de crecimiento y células madre

El tratamiento con células madre para el músculo cardíaco dañado después de ataques cardíacos, isquemia persistente e insuficiencia cardíaca es muy prometedor para reparar las unidades contráctiles perdidas y estimular la vasculogénesis y la creación de nuevas arterias en áreas hambrientas. Los primeros estudios infunden células de la médula ósea en la circulación del corazón fomentando la curación de las regiones infartadas que de otro modo se deteriorarían gradualmente. La reducción de la mortalidad, los efectos directos sobre la placa aterosclerótica y el alivio de la angina implican una promesa sustancial que aún se investiga más a fondo.

El campo ha ido mucho más allá del debate sobre las células madre embrionarias hacia líneas pluripotentes inducidas por adultos, evitando dificultades éticas mediante la reprogramación celular en estados jóvenes generativos capaces de dividirse y diferenciarse en tejidos vasculares perdidos por lesión. Los procedimientos de refinado previenen los peligros oncogénicos y permiten la regeneración de los tejidos. Más allá del alboroto inicial, surgen las bases para una aplicación dramática que tal vez adquiera un valor revolucionario en la próxima década.

Más adelante en la vía de desarrollo, nuevos tratamientos con factores de crecimiento, quimiocinas y activadores de la angiogénesis tienen como objetivo restaurar la circulación microvascular perdida debido a la isquemia crónica cuando los vasos más grandes permanecen irremediablemente bloqueados a pesar de los mejores esfuerzos de revascularización clínica posibles mediante stents, bypass, etc. Los brebajes de infusión estimulan el surgimiento de pequeñas líneas de suministro colaterales que transportan oxígeno a regiones más profundas.

Aún así, las técnicas radiactivas experimentales pero de rápida evolución permiten la administración externa de factores de regeneración integrados en microesferas que penetran en los lechos de tejido dañado. Esto evita los efectos sistémicos y concentra los beneficios exactamente donde más se necesitan. Los primeros logros en el tratamiento de la angina de refectorio sin opción promueven una mayor investigación a medida que los protocolos de dosis más altas y los ajustes específicos administran mejor los medicamentos reconstituyentes más profundamente en las zonas de isquemia que apenas se mantienen.

La combinación de técnicas de edición de genes y células madre puede potencialmente permitir la reparación genética absoluta de la hipercolesterolemia familiar, las anomalías de los telómeros que acortan la longevidad y la producción personalizada de proteínas protectoras que den luz verde a la curación arterial. Los enfoques en proceso de maduración garantizan una aplicación estable y más segura en los próximos años. Por ahora, maximizar la medicina del estilo de vida y estabilizar la progresión de la enfermedad es vital, pero el futuro implica que una curación profunda probablemente llegue más allá de la dependencia de la atención en crisis.

Tratamiento de la enfermedad periodontal para la salud de las arterias

Sorprendentemente, la mitad de las personas que experimentan ataques cardíacos indican enfermedad activa de las encías e infiltración de placa bacteriana oral a pesar de la atención habitual sobre los riesgos cardíacos comunes como el colesterol como razones. Las encías inflamadas albergan células inmunes efectoras y patógenos que pasan a la circulación sistémica y siembran directamente la placa arterial. La terapia periodontal reduce drásticamente las tasas de eventos cardiovasculares en más de un tercio a pesar de que no se realizan otras mejoras en la atención.

Los marcadores de ADN específicos de las bacterias orales se encuentran dentro de los vasos sanguíneos ateroscleróticos, lo que verifica la existencia de una infección localizada que se propaga sistémicamente a grandes extensiones mucho más allá de la boca. Una carga inflamatoria sustancial y la liberación de citocinas ingresan al torrente sanguíneo debido al sangrado de las encías inflamadas, lo que agrava el riesgo considerablemente por encima del impacto localizado. Los tratamientos difíciles de ignorar ofrecen relativa conveniencia para abordar el impacto que las infecciones, largamente reconocido pero ignorado, tienen en la aceleración de la enfermedad coronaria.

Los chequeos dentales de rutina ahora son necesarios para una atención cardiológica integral, dado que la enfermedad de las encías duplica los malos resultados cardíacos, mientras que la clasificación de la gravedad predice futuros riesgos de infarto. Sin embargo, las derivaciones al dentista nunca formaron parte de la prevención formal. Las medidas sanitarias sencillas como la báscula, la planificación, los antibióticos y los enjuagues medicinales producen efectos antiinflamatorios descomunales.

Como era de esperar, el simple hecho de cepillarse los dientes y usar hilo dental mejora la mortalidad cardiovascular en más de un 20%, lo que demuestra el potencial de modulación inmune al seguir una higiene dental básica. Favorecer el flujo salival disminuye la glicación, mientras que los compuestos botánicos antibacterianos amplifican aún más el efecto. La epidemiología reciente encuentra que la exposición al triclosán de los productos dentales está asociada con un aumento de la hipertensión; sin embargo, las direcciones de causalidad siguen siendo inciertas y recomiendan precaución.

La identificación de vías para las interconexiones de la salud bucal y la salud del corazón se centra en la remediación y la detección, donde se dispone de una gran influencia, pero que ahora las cotizaciones de estado ignoran y no combinan la colaboración médico-dental. En consecuencia, los cambios en la financiación y las políticas de salud deben respaldar las consultas bidireccionales, la integración de registros digitales y practicar mecanismos de reembolso para actualizar el tratamiento basado en sistemas.

Capítulo Siete

Angioplastia, Stents y Cirugía

¿Quién necesita angioplastia o cirugía de bypass?

Una terapia médica meticulosa dirigida por directrices que incorpore todos los estilos de vida y opciones farmacológicas preventivas debería maximizar los beneficios antes de adoptar medidas intrusivas que no reduzcan aún más la mortalidad en pacientes estables en comparación con los grandes medicamentos modernos sin síntomas. Sin embargo, ciertas circunstancias clínicas implican la necesidad de operaciones mecánicas a pesar de terapias médicas efectivas.

La isquemia crítica de las extremidades con circulación severamente restringida produce agonía intratable, ulceración y riesgo de amputación sin revascularización. Sin embargo, la disfunción diabética y la enfermedad de los vasos pequeños, más que la estenosis localizada, suelen impedir la recuperación. La colocación de stent en lesiones ilíacas o femorales curables proporciona un beneficio espectacular, pero sigue siendo necesaria una atención integral.

Los estrechamientos de la arteria renal pueden requerir la colocación de un stent cuando la hipertensión y el deterioro de la función renal no responden satisfactoriamente a los tratamientos conservadores multimodales. El deterioro con frecuencia continúa sin que se restablezca el flujo, lo que muestra beneficios de subgrupo poco comunes más allá del estilo de vida y los medicamentos normales.

La angina debilitante que persiste a pesar de los medicamentos tolerados al máximo, el ejercicio físico, la optimización del peso, el abandono del tabaco y la reducción del estrés indican la necesidad de revascularización si se valida exhaustivamente que la obstrucción de los grandes vasos se vincula con los síntomas que reducen la calidad de vida. Sin embargo, el entusiasmo permanece silenciado considerando la promoción procesal de la aterosclerosis acelerada.

La enfermedad de la arteria coronaria izquierda conlleva el mayor riesgo de infarto mayor con alteración de la placa. Los umbrales más bajos para la intervención impulsada por la estenosis guían las decisiones, pero la terapia farmacológica es suficiente suponiendo razonablemente la estabilidad. Un seguimiento cuidadoso garantiza una acción rápida ante cualquier cambio alarmante y, al mismo tiempo, evita reacciones exageradas. Los stents liberadores de fármacos ahora igualan los resultados en comparación con las cirugías de bypass urgentes.

La insuficiencia cardíaca congestiva de clase III-IV con fracción de eyección reducida a pesar de la optimización de la medicación requiere una evaluación cuidadosa para determinar si contribuye a un bloqueo de grandes vasos susceptible de intervención que podría mejorar la función de compresión de la bomba para aliviar los síntomas de sobrecarga de líquidos, mejorar la tolerancia al ejercicio y prevenir hospitalizaciones. Los programas de apoyo social y hogar consolidan avances.

La angiografía por TC verificada con enfermedad de múltiples vasos de alta carga ayuda a decidir el tratamiento de revascularización según la dificultad de calificación de la puntuación SYNTAX. Las puntuaciones altas indican derivación quirúrgica para limpieza, mientras que las más bajas ofrecen opciones percutáneas cuando los síntomas lo exigen a pesar de la eficacia del fármaco. El músculo muerto acinético a menudo no restaura su función después de la cirugía sin asistencia metabólica adicional.

Preparación para angioplastia y procedimientos de stent

Someterse a cateterismo cardíaco, angioplastia y tratamientos con colocación de stent crean un miedo tremendo en muchos pacientes que se enfrentan a operaciones quirúrgicas llenas de cables, tubos, exposición a la radiación e incertidumbre médica. Evitar dificultades exige una optimización preventiva del estilo de vida, centrar las necesidades de información de calidad, generar confianza con los profesionales, resolver las preocupaciones con antelación y anclar la paz interior para lo que venga.

Aprender información sobre las especificaciones de la angiografía, incluidas inyecciones, tecnologías de imágenes, cables, globos y stents, educa adecuadamente las preocupaciones sin crear un temor excesivo debido a la preocupación impresionista o la concentración en una historia de terror. La comprensión gradual fomenta el compromiso colaborativo, lo que reduce la pérdida de control y desencadena respuestas de estrés crecientes que dificultan la reparación.

La búsqueda de responsabilidad empoderada se centra en una preparación manejable, como aumentar suavemente la actividad cardiovascular y al mismo tiempo cambiar la nutrición según las demandas del procedimiento. El tratamiento dental preventivo previene el riesgo de infección remota por endocarditis. Los testamentos, las directivas y los documentos legales evitan nuevas crisis en caso de que de alguna manera se materialicen las peores circunstancias, a pesar de las grandes probabilidades dada la creciente seguridad moderna.

La confianza surge al combinar proveedores personales que transmiten una experiencia de volumen significativa pero también un estilo de comunicación dedicado que resuena de manera única. Entrevistar a cardiólogos para discutir perspectivas complejas sobre patologías y peligros individualizados proporciona mediciones razonables que evitan la sobrepositividad o el alarmismo. La afinidad cultural mejora la confianza en entornos susceptibles, aunque las segundas opiniones controlan el sesgo.

Más allá de los problemas médicos prácticos, las técnicas profundas de centrado espiritual calman las tormentas de estrés y temor que liberan hormonas tóxicas que dañan la fisiología. La meditación, la oración, la atención plena, la inmersión musical u otros rituales desarrollan una conexión eterna que alivia las ansiedades transitorias. Visualizar resultados ideales promueve moléculas de señalización positiva que aumentan la resiliencia. El amor elimina el miedo cuando se fomenta conscientemente a pesar de los obstáculos.

El cumplimiento inmediato posterior al procedimiento requiere una restricción meticulosa de la actividad, protección del esternón, compresión del sitio y cumplimiento de la medicación para prevenir problemas como sangrado del hematoma, coagulación del stent o dehiscencia quirúrgica. Sin embargo, la prehabilitación para desarrollar la aptitud física de antemano mejora las trayectorias de recuperación posteriores. Comprometer el autocuidado optimiza los resultados.

En esencia, cada componente de la preparación mejora la posibilidad de que se produzcan las mejores situaciones: física, emocional, relacional y espiritual. Una diligencia minuciosa disminuye el riesgo adverso al tiempo que fomenta experiencias de empoderamiento, confianza y, finalmente, amor que supera la preocupación. El miedo colapsa cuando es superado por el significado trascendente. Los resultados manifiestan las intenciones establecidas. Bien, la motivación consagra el paso.

Recuperarse después de la cirugía

La recuperación de un bypass cardíaco y de procedimientos valvulares depende de progresar cuidadosamente la actividad, controlar las molestias, cumplir con las restricciones que protegen la curación del hueso del esternón, seguir de cerca las señales de advertencia de infección, regular las emociones y practicar prácticas de autocuidado que fomenten la autoeficacia para evitar comportamientos desadaptativos que saboteen aún más. ganancias. La paciencia y el ritmo permiten una recuperación con toda su fuerza.

La deambulación temprana y el ejercicio gradual mejoran la resistencia al aumentar progresivamente la frecuencia cardíaca hasta 30 latidos por encima del umbral de reposo, observando atentamente y evitando preocupantes anomalías del ritmo, desaturación de oxígeno o cansancio, evitando contratiempos. El entrenamiento de resistencia ligero contrarresta aún más la atrofia muscular en fases sin exacerbar las heridas en el pecho. La nutrición se concentra en alimentos naturales antiinflamatorios.

El entrenamiento cognitivo conductual ayuda a evitar las fluctuaciones emocionales posteriores a la cirugía, como el llanto, como respuestas típicas al trauma en lugar de una falla personal. La escritura terapéutica promueve la resolución constructiva de preocupaciones, arrepentimientos, duelo por pérdidas y transformaciones de identidad, al mismo tiempo que se desarrolla la autoconciencia. Los grupos de apoyo social reducen el aislamiento cuando la camaradería y la empatía validan los obstáculos.

Los confidentes confiables ofrecen presencia para ventilar los desafíos que se acumulan enormemente cuando la ansiedad no expresada provoca reacciones del sistema nervioso simpático que generan pánico y derrotismo, lo que potencialmente aumenta el malestar, la presión arterial, la susceptibilidad a las arritmias e interfiere con el descanso y la digestión. Silenciar la charla mental reduce la adrenalina y el cortisol, previniendo la activación del rombencéfalo y ayudando mejor a la curación.

Dominar la resiliencia al estrés, especialmente durante los primeros meses, superando contratiempos de energía, obstáculos en el entrenamiento y cursos de curación regulares, protege los vasos y el músculo cardíaco sin agotar las reservas de fuerza de voluntad mediante el colapso. El yoga ligero, la meditación y la interacción con las comidas minimizan el aislamiento y la inflamación prolongada que cuesta recursos fisiológicos aún sobrecargados que luchan con grandes ramificaciones del insulto quirúrgico.

Un equipo de atención integrada que integra cirugía, enfermería, terapia, asesoramiento, nutrición y apoyo administrativo proporciona una continuidad óptima y coordina el seguimiento mientras sigue las pautas métricas para equilibrar la permeabilidad del injerto y el riesgo de hemorragia. De manera proactiva, sacan a la luz posibles complicaciones y signos tempranos que no son fácilmente evidentes. Alineado ayuda a aliviar la tensión.

Atención continua para obtener mejores resultados

Lograr un bienestar físico, emocional y espiritual maximizado y duradero años después de procedimientos de derivación coronaria o stent sin regresión requiere un cumplimiento diligente y constante que coordine el monitoreo de seguimiento, medicina del estilo de vida dirigida por las pautas y medicamentos ajustados para preservar los logros de estabilización y minimizar los eventos recurrentes o intervenciones adicionales.

El aprendizaje permanente enfatiza en evitar el tabaco durante toda la vida, la nutrición basada en plantas, la actividad frecuente tiene como objetivo más de 7500 pasos diarios, un buen sueño mínimo de 7 horas junto con actividades para dominar el estrés como la atención plena o el yoga para preservar el tono parasimpático. Juntos facilitan mejoras en el estado físico, la resiliencia emocional, una inmunidad fuerte y un envejecimiento intencionado que previene que la movilidad disminuya, amenazando la independencia y aumentando el riesgo cardiovascular a pesar de que las terapias por lo demás son buenas.

Los avances ahora permiten visitas virtuales por video de telesalud y transmisión remota de datos biométricos portátiles, como presión arterial, control de glucosa, niveles de actividad y ritmos eléctricos cardíacos, reemplazando la onerosa dependencia de las citas en el consultorio con visibilidad instantánea del proveedor, lo que respalda la autogestión del paciente a través de una coordinación del equipo de atención mejorada digitalmente. La inscripción en programas de conveniencia para mejorar la adherencia mejora la sostenibilidad a largo plazo de esfuerzos vitales que aumentan la longevidad, como la participación en rehabilitación cardíaca.

La vigilancia médica constante ayuda a valorar los medicamentos preventivos, estableciendo un equilibrio entre la coagulación del injerto y el sangrado molesto, al tiempo que estabiliza los paneles de colesterol y el control de la glucemia, evitando el estrechamiento repetido mediante la amortiguación de la inflamación que aún continúa. Las pruebas de vigilancia cada 1 a 3 años examinan la estabilización o la aceleración preocupante que indica modificaciones.

En esencia, los métodos de autocuidado precisos pero compasivos preservan las mejoras quirúrgicas e intervencionistas iniciales con una consistencia constante y una disciplina del paciente análoga al entrenamiento atlético de élite, aunque a un ritmo más lento. Esto evita contratiempos temporales que normalmente se encuentran cuando cae la motivación. Las pequeñas prácticas de estilos de vida saludables y sostenibles agravan considerablemente el desarrollo a lo largo de los años a través de transformaciones difíciles. Cada elección inteligente genera un impulso de capacidad y un vigor creciente.

Capítulo Ocho

Reversión de enfermedades cardíacas mediante un enfoque integrador

Creando una estrategia personalizada para usted

Los enfoques de tratamiento personalizados, en lugar de generalizaciones inflexibles, son esenciales para revertir con éxito la enfermedad coronaria mediante la aplicación persistente de modificaciones saludables en el estilo de vida que sean específicas de la situación, los factores de riesgo y las capacidades de cada individuo. Los pacientes se sienten empoderados mediante el establecimiento de objetivos de proceso cuantificables a través de una motivación colaborativa y genuina.

Para resolver los problemas actuales, debemos liberarnos de reglas y regulaciones rígidas que se crearon con fines de estandarización pero que ahora son irrelevantes para grandes segmentos de la sociedad. Al combinar información de paneles de pruebas avanzadas con los fenotipos y genotipos de una persona, una planificación precisa del estilo de vida puede ayudar a las personas a priorizar comportamientos de salud, mejorar su nutrición, aumentar su actividad física y abordar su bienestar emocional.

La permeabilidad intestinal, la alteración de la microbiota y la imprevisibilidad glucémica son los tres principales impulsores de la inflamación, y los análisis de sensibilidad alimentaria han identificado las cosas que activan estos procesos. De acuerdo con los requisitos específicos de la ecología del microbioma, se puede reducir el estrés oxidativo y la activación inmunológica consumiendo más frutas, verduras, hierbas, especias y bebidas ricas en fitonutrientes y consumiendo carnes, cereales y lácteos heredados menos reactivos.

Según la revista Lancet, aumentar gradualmente la movilidad diaria de bajo nivel y minimizar las largas sesiones de estar sentado sedentario proporciona los mayores beneficios de mortalidad del ejercicio físico. La masa magra y la movilidad se deterioran con la edad, la inactividad y los reveses metabólicos causados por estilos de vida aterogénicos y enfermedades vasculares, pero el fortalecimiento gradual puede ayudar a revertir estos efectos.

Para garantizar la resiliencia emocional durante los períodos de curación difíciles, es vital detectar cargas modificables de biotoxinas y metales pesados dañinos que se han acumulado involuntariamente en los alimentos y el medio ambiente. Esta evaluación brinda una autorización que mejora la salud del cerebro, la eficiencia de la metilación y el metabolismo mitocondrial. Los factores fundamentales ocultos obstaculizan los esfuerzos cuando no se descubren.

Las asociaciones de terapia colaborativa fomentan la motivación, la comprensión y la responsabilidad de manera más efectiva a largo plazo que las órdenes de practicantes solitarios y extraños propensos al incumplimiento, la falta de comunicación y la indiferencia pasiva. La creación de estrategias duraderas para lograr apoyo social, superar los puntos de resistencia psicológica al cambio y asegurar la logística del entorno hogareño mejora el seguimiento de las intervenciones planificadas.

En esencia, la medicina de precisión del estilo de vida combina pautas de prevención convencionales con innovaciones de vanguardia vinculadas a la singularidad del paciente, los recursos locales, las redes sociales y los patrones de creencias que determinan el éxito del comportamiento frente a las sugerencias analíticas por sí solas. Promueve procesos sostenibles consistentes con la identidad, la capacidad y la importancia más que ideales inflexibles que en última instancia son insostenibles. Pequeñas metas incrementales flexibles establecen capacidades que estabilizan los avances progresivos.

Implementar cambios en el estilo de vida

Los programas de reversión de enfermedades coronarias más eficaces dedican inmensa atención a la competencia en el cambio de comportamiento, ayudando a los pacientes a superar barreras predecibles, estancamientos, desencadenantes de recaídas y motivación fluctuante que ponen en peligro incluso los mejores planes de fitness, nutrición y dominio del estrés. Desarrollar la autoeficacia y la rendición de cuentas respaldada evita los reveses.

La perspectiva en evolución enfatiza que la desobediencia a la medicina del estilo de vida rara vez surge de la resistencia o la apatía, sino generalmente de una falta de competencia para abordar las ansiedades, los problemas de transición y las insuficiencias de habilidades que ahora están bien caracterizadas por muchos que buscan el cambio. La tracción gradualista de borde menor soporta una adherencia superior que las modificaciones radicales que provocan instintos de escape estimulados en exceso de un sistema neurológico que de otro modo no estaría socializado.

La psicoeducación sobre los mecanismos demostrados para consolidar progresivamente nuevos hábitos, como evitar el azúcar hasta que los antojos se desvanezcan, o capitalizar la caminata rápida hasta que el malestar se convierta en estados de flujo de neurotransmisores positivos, fundamenta la comprensión lógica de los estancamientos esperados con anticipación para que no sorprendan ni desalienten en el momento en que la biología Los instintos arden contra la moderación civilizada. Esto normaliza desafíos predecibles.

Apreciar los desencadenantes típicos de una recaída, como la agitación emocional, el aislamiento social, el estrés de una enfermedad o los ajustes del contexto ambiental, ayuda a la preparación predictiva a entrenar habilidades de afrontamiento adaptativo antes de que el agotamiento del estrés erosione las reservas resilientes. Los soportes de llamadas fáciles evitan la degradación. Las pruebas de ritmo futuras ya no sorprenden ni frustran intentos mayores de advertencia.

Abordar la parálisis de identidad y la incertidumbre de la transición mediante blogs, intercambio en equipo y ejercicios de clarificación de valores dirigidos basa el funcionamiento saludable ampliado en un propósito moral y creación de significado personal en lugar de permanecer como actos discretos de cumplimiento transitorio finalmente abandonados por la falta de conexión con el sentimiento más profundo de contribución sacrificial. preservando el significado trascendental. Más allá de la conducta está el devenir.

Reestructurar los espacios físicos, procurar refuerzo social, diseñar estrategias alternativas con anticipación y colocar barreras de responsabilidad en la estructura diaria mejora la probabilidad de adoptar medidas medicinales del estilo de vida hasta que los impulsos motivacionales intrínsecos fusionen el comportamiento con la identidad, donde el esfuerzo de aplicación consciente y vigilante se vuelve menos necesario momento a momento. Esto demuestra la importancia de la sostenibilidad a largo plazo.

En esencia, apoyar la reversión de la enfermedad coronaria implica entrenamiento, seguimiento y coordinación del equipo de nivel profesional a lo largo de los años debido a reveses en la progresión prácticamente inevitables, problemas de motivación variables y presiones situacionales que agotan los avances iniciales. Al normalizar los obstáculos y organizar una reestructuración efectiva de la vida para solidificar los beneficios, la coherencia mantiene las capacidades crecientes y preserva el sistema cardiovascular a lo largo de períodos de toda la vida que reescriben el destino coronario.

Trabajar con su equipo médico

Revertir la enfermedad de las arterias coronarias y los factores de riesgo relacionados exige amplios cambios en el estilo de vida impulsados por el paciente que exceden con creces la capacidad de asesoramiento del consultorio médico, lo que requiere capacitación, seguimiento y coordinación de equipos dedicados que respalden los esfuerzos de optimización del comportamiento de salud que duran años y que son vulnerables a la motivación fluctuante, las lagunas de conocimiento y los factores estresantes situacionales comúnmente socavando los avances iniciales.

La colaboración de un equipo médico multidisciplinario que coordine cardiología, atención primaria, enfermería, nutrición, salud mental, fitness y bienestar resulta necesaria para reforzar los logros sostenibles en lugar de dejar varados a médicos singulares en citas breves, abrumados al intentar una planificación integral del estilo de vida además de dirigir opciones farmacológicas. La responsabilidad se extiende.

La ampliación de las oficinas a los sistemas de salud con programas de medicina del estilo de vida brinda asistencia crítica para el ejercicio, clases de cocina, grupos de apoyo y un seguimiento ausente en la intervención convencional centrada únicamente en procedimientos y medicamentos. El acceso a vídeo virtual bajo demanda amplía el alcance. Los ahorros de costos conservadores recompensan el compromiso.

Las posiciones dominantes enfatizan la preocupación de los médicos por que la deriva del estilo de vida supere los estándares clínicos a pesar de que los datos confirman que la mayoría de los pacientes valoran mucho la inclusión del enfoque de salud integral, considerada incluso más importante que la efectividad de la intervención percibida de manera limitada, dados los impactos en los efectos secundarios, los costos y la alineación médico-paciente. Las preferencias culturales merecen inclusión.

Garantizar que los servicios profesionales sean reembolsados incluso cuando se realizan de forma remota protege el acceso y respalda grados óptimos de intensidad de seguimiento que coincidan con la complejidad de la enfermedad más allá de la crisis. Las políticas y las aseguradoras imponen la responsabilidad a los médicos pero niegan el pago de cualquier cosa que vaya más allá de los procedimientos, lo que irónicamente amplía la brecha de atención. Los contratos deben adaptarse a la entrega digital.

Los organismos reguladores deben adaptar directrices que reconozcan el estilo de vida como tratamiento indispensable para enfermedades, incluso sin derecho a prescripción médica: las dietas, la actividad, la reducción del estrés y la salud emocional representan en sí mismas medicinas fundamentales sin depender eternamente de la multiplicación de píldoras como únicas opciones compensatorias. El asesoramiento nutricional requiere cobertura para incentivar las mejores prácticas comprobadas.

En esencia, la medicina del estilo de vida basada en equipos ofrece la única solución escalable capaz de afrontar la pandemia de un billón de dólares, mientras que ninguna patente exclusiva restringe el acceso debido a las restricciones de precios que afectan a la mayoría de los procedimientos o tratamientos novedosos. El desarrollo de habilidades integradoras y el refuerzo de la atención interdisciplinaria proporcionan los eslabones faltantes que permiten a las personas recuperar su capacidad de actuar y mejorar.

Comprometerse al éxito a largo plazo

Mantener el máximo bienestar y la prevención efectiva de la enfermedad coronaria durante décadas en lugar de años requiere un compromiso inquebrantable de por vida con hábitos de estilo de vida incrementales diarios que cultiven la resiliencia emocional y refuercen la motivación durante el inevitable entusiasmo vacilante, las recaídas y la recurrencia de crisis que se extienden más allá de los logros iniciales. El progreso se desarrolla a partir de medidas modestas que se combinan gradualmente.

El modelo de atención crónica prioriza los planes conductuales de estilo de vida sostenible como terapia central para fomentar la expansión de la capacidad, estabilizando lentamente nuevos puntos de ajuste, estableciendo valores predeterminados saludables rítmicos y consistentes que eventualmente se convierten en un funcionamiento alineado con la identidad relativamente sin esfuerzo que ya no requiere una fuerza de voluntad vigilante, vulnerable al fracaso una vez distraído o agotado. Esto alivia la dependencia de las intervenciones de rescate durante el deterioro.

Los rituales de práctica en el hogar bien diseñados que provocan una respuesta de relajación parasimpática diariamente fortalecen la regulación del sistema nervioso, previenen una lucha o huida excesiva debido a la reducción de los márgenes de afrontamiento del estrés, aceleran la inflamación vascular, la resistencia a la insulina, los aumentos repentinos de catecolaminas y la demanda de oxígeno del miocardio, todo lo cual aumenta los riesgos de aterosclerosis, isquemia y arritmia. especialmente en personas susceptibles propensas a la ansiedad y al perfeccionismo que luchan por cumplir con el cuidado personal a pesar de la motivación intelectual.

Establecer hábitos de ejercicio matutino y preparar con anticipación comidas semanales preparadas en lotes agiliza las selecciones saludables, contrarresta el letargo y eventualmente favorece las malas decisiones a medida que la energía de la fecha límite se agota debido a las demandas diarias diversas y abarrotadas que sobrecargan los planes disciplinados. Los equipos de rendición de cuentas proporcionan una motivación externa hasta que los impulsos innatos se fusionan haciendo que los procedimientos de reversión de enfermedades sean relativamente automáticos, equivalentes a cepillarse los dientes.

Corregir las insuficiencias de macro y micronutrientes mediante mejoras en el estilo de vida o suplementos específicos evita que se detenga el desarrollo y disminuye la resiliencia fisiológica que se acumula tras décadas de negligencia nutricional enmascarada por una vitalidad juvenil que ya no amortigua los impactos de una dieta deficiente y acelera la multimorbilidad. Las pruebas de diagnóstico adaptadas a la individualidad bioquímica permiten una instrucción de precisión personalizada que dosifica los reguladores esenciales necesarios para preservar la aptitud física.

En esencia, apoyar la reversión de las enfermedades cardiovasculares a largo plazo exige ampliar la recalibración sostenible del estilo de vida y aumentar la capacidad situacional hasta que los hábitos saludables se vuelvan semiautomáticos y se autorrefuercen. Esto produce una consistencia confiable donde la intencionalidad perdura pero ya no exige arduas batallas continuas por un bienestar fundamental propenso a un impulso vacilante. El crecimiento incremental gradual desarrolla un impulso que amplía el horizonte de la vitalidad año tras año.

Bono exclusivo

Programa integral de ejercicios en casa para la salud del corazón

Mantener un régimen de ejercicio regular es vital para apoyar la salud del corazón, mejorar la función cardiovascular y reducir el riesgo de enfermedades cardíacas. Este completo programa de ejercicios en casa está diseñado para mejorar la salud del corazón, utilizando una combinación de actividades aeróbicas, entrenamiento con pesas, flexibilidad y equilibrio. Siempre consulte con un médico antes de comenzar un nuevo régimen de ejercicios, especialmente si tiene una afección médica específica o problemas de salud.

Calentamiento:
Comience cada sesión de entrenamiento con un calentamiento de 5 a 10 minutos para preparar su

cuerpo para el ejercicio y reducir el riesgo de lesiones. Realice actividades cardiovasculares ligeras, como caminar a paso ligero, marchar en el lugar o andar en bicicleta estática a un nivel moderado.

Entrenamientos aeróbicos:
Los ejercicios aeróbicos o cardiovasculares ayudan a fortalecer el corazón y los pulmones, mejorar la circulación y mejorar la condición cardiovascular general. Intente realizar al menos 150 minutos de ejercicio aeróbico de intensidad moderada o 75 minutos de ejercicio de intensidad vigorosa cada semana, espaciados en varios días.

1. Caminar a paso ligero o marchar en el lugar:
- Duración: 20-30 minutos
   - Descripción: Camine rápidamente por su casa o marche en el lugar, moviendo los brazos y elevando las rodillas para aumentar la intensidad.

2. Saltar la cuerda o saltar tijera simulada:
- Duración: 10-15 minutos
  - Descripción: Realice ejercicios tradicionales para saltar la cuerda o replique saltos de tijera sin cuerda, concentrándose en mantener un ritmo constante y un aterrizaje suave.

3. Entrenamientos de baile o danza aeróbica:
  - Duración: 20-30 minutos
  - Descripción: Disfrute bailando con su música favorita o siga los videos de baile aeróbico y fitness accesibles en línea.

Ejercicios de entrenamiento de fuerza:
El entrenamiento de fuerza ayuda a aumentar la masa muscular, aumentar el metabolismo y mejorar la fuerza y la resistencia generales. Incorpore entrenamientos de resistencia dirigidos a grupos de músculos clave, con el objetivo de realizar 2 o 3 sesiones por semana con al menos 48 horas entre sesiones para la recuperación muscular.

1. Sentadillas con peso corporal:

- Series: 3 - Repeticiones: 10-15

- Descripción: Párese con los pies separados a la altura de las caderas, agáchese como si estuviera sentado en una silla, luego vuelva a ponerse de pie, usando los cuádriceps, los isquiotibiales y los glúteos.

2. Flexiones o Flexiones Modificadas:

- Series: 3 - Repeticiones: 8-12 - Descripción: Realiza flexiones clásicas o flexiones modificadas sobre las rodillas, centrándote en el pecho, los hombros y los tríceps manteniendo una línea recta desde la cabeza hasta los talones.

3. Inmersiones en silla:

- Series: 3 - Repeticiones: 10-15 - Descripción: Siéntate en el borde de una silla fuerte, agarra el borde con las manos, deslízate hacia adelante, baja el cuerpo doblando los codos, luego empuja hacia arriba, apuntando a los tríceps.

4. Estocadas:

- Series: 3 - Repeticiones: 10-12 por cada pierna
- Descripción: Da un paso adelante en posición de estocada, bajando el cuerpo hasta que ambas rodillas estén dobladas en un ángulo de 90 grados, luego regresa a la posición inicial, alternando las piernas.

Flexibilidad y Estiramiento:

Los ejercicios de flexibilidad fomentan la movilidad articular, alivian la tensión muscular y mejoran la flexibilidad general. Incorpora ejercicios de estiramiento después de cada sesión de entrenamiento y como parte de tu rutina diaria para mantener una flexibilidad y un rango de movimiento óptimos.

1. Estiramiento de los isquiotibiales:

- Mantenga durante 15-30 segundos en cada pierna
- Descripción: Siéntese en el suelo, extienda una pierna hacia adelante, doble la rodilla opuesta,

inclínese hacia adelante desde las caderas y alcance lentamente los dedos de los pies, sintiendo un estiramiento en la parte posterior de la pierna extendida.

2. Estiramiento de pantorrilla:
- Mantenga durante 15-30 segundos por pierna
- Descripción: Colóquese contra una pared, coloque un pie detrás de usted con el talón en el suelo, doble la rodilla delantera, inclínese hacia adelante y presione el talón trasero hacia el suelo, estirando el músculo de la pantorrilla.

3. Estiramiento del cuádriceps:
- Mantenga durante 15-30 segundos cada pierna
- Descripción: Ponte de pie, dobla una rodilla, agarra el tobillo o el pie con la mano correspondiente, tira suavemente del talón hacia los glúteos, sintiendo un estiramiento en la parte anterior del muslo.

4. Estiramiento de pecho y hombros:

- Mantener durante 15-30 segundos
- Descripción: Junte las manos detrás de la espalda, estire los brazos, levante el pecho y tire suavemente de los brazos hacia atrás y hacia arriba, extendiendo el pecho y los hombros.

Ejercicios de equilibrio y estabilidad: Los ejercicios de equilibrio y estabilidad ayudan a mejorar la coordinación, la propiocepción y el control postural, minimizando la posibilidad de caídas y aumentando la estabilidad general.

1. Postura con una sola pierna:
- Mantenga durante 20-30 segundos en cada pierna
- Descripción: Párese sobre una pierna, mantenga el equilibrio, active los músculos centrales y concéntrese en un punto estable para desarrollar el equilibrio y la estabilidad.

2. Caminata del talón a la punta:
- Duración: 1-2 minutos

- Descripción: Caminar en línea recta, colocando el talón de un pie exactamente delante de los dedos del pie opuesto en cada zancada, fomentando el equilibrio y la coordinación.

3. Sentarse en la pared:
- Mantener durante 20-30 segundos
- Descripción: Apóyese contra una pared, deslícese hacia abajo hasta quedar sentado con las rodillas dobladas en un ángulo de 90 grados, sostenga y luego vuelva a ponerse de pie, apuntando a los cuádriceps y los glúteos.

Enfriarse:
Concluya cada sesión de entrenamiento con un enfriamiento de 5 a 10 minutos para reducir gradualmente su frecuencia cardíaca, estirar los principales grupos de músculos y fomentar la relajación y la curación. Realice ejercicios de estiramiento suaves dirigidos a los grupos de

músculos principales involucrados en su entrenamiento para promover la flexibilidad y reducir el dolor muscular.

Manténgase hidratado y escuche a su cuerpo: Manténgase hidratado antes, durante y después del ejercicio bebiendo agua constantemente. Escuche a su cuerpo, controle su ritmo y modifique los ejercicios según sea necesario para adaptarlos a su nivel de condición física y evitar esfuerzos excesivos o lesiones.

Evalúe el progreso y sea constante: Tome nota de sus entrenamientos, evalúe su progreso y adapte su régimen de ejercicios según sea necesario para continuar desafiándose y progresando constantemente hacia sus objetivos de acondicionamiento físico. Manténgase constante, haga del ejercicio una parte regular de su rutina y disfrute de los numerosos beneficios de un estilo de vida saludable para el corazón.

Al implementar este programa integral de ejercicios en casa en su rutina, puede apoyar la salud del corazón, mejorar el estado físico general y tener una existencia más activa y gratificante. Recuerde consultar con un proveedor de atención médica o un profesional del ejercicio si tiene alguna pregunta o inquietud, y siempre priorice la seguridad y el disfrute en sus actividades de ejercicio. ¡Abraza el camino hacia una mayor salud y celebra tus victorias a lo largo del camino!

20 recetas saludables para el corazón ricas en nutrientes

1. Bowls de salmón y quinua:

- Ingredientes: Filetes de salmón, quinoa, tomates cherry, espinacas, aceite de oliva, limón, ajo.

- Preparación: Asa el salmón, cocina la quinua, saltea las espinacas y los tomates con ajo y sirve sobre quinua.

2. Ensalada Mediterránea de Garbanzos:

- Ingredientes: Garbanzos, tomates cherry, pepino, cebolla morada, queso feta, aceitunas, aceite de oliva, zumo de limón, orégano.

- Preparación: Combine todos los ingredientes y mezcle con aceite de oliva, jugo de limón y orégano.

3. Brochetas de pavo y verduras:

- Ingredientes: Pechuga de pavo, pimientos morrones, calabacín, tomates cherry, aceite de oliva, ajo, romero.

- Preparación: Ensarte los alimentos en brochetas, rocíelos con ajo y aceite de oliva con infusión de romero y cocine a la parrilla hasta que el pavo esté cocido.

4. Pimientos Rellenos De Quinua:

- Ingredientes: Quinua, frijoles negros, maíz, tomates, cebollas, pimientos morrones, comino, chile en polvo.

- Preparación: Cocine la quinua y mezcle con frijoles negros, maíz, tomates, cebollas y condimentos. Rellene los pimientos y hornee hasta que estén tiernos.

5. Bacalao al horno con limón y hierbas:

- Ingredientes: Filetes de bacalao, limón, perejil, tomillo, aceite de oliva, ajo.

- Preparación: Coloque el pescado en una fuente para horno, rocíe con aceite de oliva y espolvoree con limón, hierbas y ajo. Hornee hasta que esté listo.

6. Salteado de verduras con tofu:

 - Ingredientes: Tofu, brócoli, pimientos morrones, zanahorias, guisantes, salsa de soja, jengibre, ajo.

 - Preparación: Saltear el tofu y las verduras en salsa de soja, jengibre y ajo hasta que estén tiernos.

7. Ensalada de espinacas y frutos rojos:

- Ingredientes: Espinacas, frutos rojos, nueces, queso feta, vinagreta balsámica.

 - Preparación: Mezcle las espinacas, las bayas, las nueces y el queso feta. Rocíe con vinagreta balsámica.

8. Pollo asado al horno con batatas:

 - Ingredientes: Muslos de pollo, boniatos, romero, aceite de oliva, ajo.

 - Preparación: Coloque el pollo y las batatas en una fuente para horno, rocíe con aceite de oliva y espolvoree con romero y ajo. Ase hasta que el pollo esté cocido.

9. Sopa de tomate, albahaca y quinua:

- Ingredientes: Quinua, tomate, caldo de verduras, albahaca, ajo, cebolla.

- Preparación: Saltear la cebolla y el ajo, agregar los tomates y el caldo de verduras y cocinar a fuego lento con la quinoa cocida y la albahaca fresca.

10. Curry de lentejas y verduras:

- Ingredientes: Lentejas, coliflor, zanahorias, tomates, leche de coco, especias de curry.

- Preparación: Cocine las lentejas, saltee las verduras, agregue la leche de coco y las especias de curry. Cocine a fuego lento hasta que las verduras estén suaves.

11. Pasta integral con pesto y tomates cherry:

- Ingredientes: Pasta integral, pesto de albahaca, tomates cherry, queso parmesano.

- Preparación: Cocine la pasta, combine con pesto, tomates cherry y parmesano.

12. Ensalada de camarones y aguacate:

- Ingredientes: Camarones, lechugas mixtas, aguacate, tomates cherry, pepino, vinagreta de lima.

- Preparación: Ase los camarones, mezcle con hojas verdes mixtas, aguacate, tomates y rocíe con vinagreta de limón.

13. Coles de Bruselas asadas con tazón de quinua:

- Ingredientes: coles de Bruselas, quinoa, almendras, aceite de oliva, limón, ajo.

- Preparación: Asar las coles de Bruselas, preparar la quinua, combinar con almendras, aceite de oliva, limón y ajo.

14. Parfait de yogur griego con granola y frutos rojos:

- Ingredientes: yogur griego, granola, frutos rojos, miel.

- Preparación: Coloque una capa de yogur griego con granola y frutos rojos, espolvoree con miel.

15. Salteado de arroz y coliflor con pollo:

- Ingredientes: Arroz de coliflor, pechuga de pollo, brócoli, zanahoria, salsa de soja, aceite de sésamo.

- Preparación: Saltear el pollo y las verduras en aceite de sésamo y salsa de soja, licuar con arroz de coliflor.

16. Cazuela De Berenjenas Y Tomate:

- Ingredientes: Berenjena, tomate, ajo, queso mozzarella, albahaca.

- Preparación: Capas de berenjena en rodajas, tomates y mozzarella. Hornee hasta que burbujee. Adorne con albahaca fresca.

17. Pudín de semillas de chía con mango:

- Ingredientes: Semillas de chía, leche de almendras, extracto de vainilla, mango.

- Preparación: Mezclar las semillas de chía, la leche de almendras y la vainilla. Refrigere hasta que espese. Cubra con mango en rodajas.

18. Pilaf de arroz integral con nueces mixtas:

- Ingredientes: Arroz integral, nueces mixtas, arándanos secos, perejil, aceite de oliva.

- Preparación: Cocine el arroz integral y revuelva con una mezcla de nueces, arándanos, perejil y aceite de oliva.

19. Calabaza Bellota Rellena con Quinua y Arándanos:

- Ingredientes: calabaza bellota, quinua, arándanos, nueces, canela.

- Preparación: Ase las mitades de calabaza y rellénelas con quinua cocida, arándanos y nueces. Espolvorea con canela.

20. Tazón de burrito de camote y frijoles negros:

- Ingredientes: batatas, frijoles negros, arroz integral, salsa, aguacate, cilantro.

- Preparación: Ase las batatas, licúelas con frijoles negros y arroz integral, y cubra con salsa, aguacate y cilantro.

www.ingramcontent.com/pod-product-compliance
Lightning Source LLC
Chambersburg PA
CBHW071501220526
45472CB00003B/876